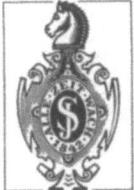

G. Bastert   D. Wallwiener
S. M. Manth (Hrsg.)

Immuntherapie in der gynäkologischen Onkologie

Realität oder Fiktion

Mit 2 Abbildungen und 30 Tabellen

AGO
Arbeitsgemeinschaft für
Gynäkologische Onkologie

Springer-Verlag
Berlin Heidelberg New York
London Paris Tokyo
Hong Kong Barcelona
Budapest

Professor Dr. Dr. h.c. G. BASTERT
Priv.-Doz. Dr. D. WALLWIENER
Universitäts-Frauenklinik
Voßstraße 9
69115 Heidelberg

Dr. S. M. MANTH
Hoffmann-La Roche AG
Medizinischer Direktor
79639 Grenzach-Wyhlen

ISBN-13: 978-3-540-57722-5   e-ISBN-13: 978-3-642-78845-1
DOI-13: 978-3-642-78845-1

Die Deutsche Bibliothek - CIP-Einheitsaufnahme
Immuntherapie in der gynäkologischen Onkologie : Realität oder Fiktion ;
mit 30 Tabellen / AGO, Arbeitsgemeinschaft für Gynäkologische Onkologie.
G. Bastert ... (Hrsg.). - Berlin ; Heidelberg ; New York ; London ; Paris ;
Tokyo ; Hong Kong ; Barcelona ; Budapest : Springer, 1994
  NE: Bastert, Gunther [Hrsg.]; Arbeitsgemeinschaft für Gynäkologische Onkologie

Dieses Werk ist urheberrechtlich geschützt. Die dadurch begründeten Rechte, insbesondere die der Übersetzung, des Nachdrucks, des Vortrags, der Entnahme von Abbildungen und Tabellen, der Funksendung, der Mikroverfilmung oder der Vervielfältigung auf anderen Wegen und der Speicherung in Datenverarbeitungsanlagen, bleiben, auch bei nur auszugsweiser Verwertung, vorbehalten. Eine Vervielfältigung dieses Werkes oder von Teilen dieses Werkes ist auch im Einzelfall nur in den Grenzen der gesetzlichen Bestimmungen des Urheberrechtsgesetzes der Bundesrepublik Deutschland vom 9. September 1965 in der jeweils geltenden Fassung zulässig. Sie ist grundsätzlich vergütungspflichtig. Zuwiderhandlungen unterliegen den Strafbestimmungen des Urheberrechtsgesetzes.

© Springer-Verlag Berlin Heidelberg 1994

Die Wiedergabe von Gebrauchsnamen, Handelsnamen, Warenbezeichnungen usw. in diesem Werk berechtigt auch ohne besondere Kennzeichnung nicht zu der Annahme, daß solche Namen im Sinne der Warenzeichen- und Markenschutz-Gesetzgebung als frei zu betrachten wären und daher von jedermann benutzt werden dürften.

Produkthaftung: Für Angaben über Dosierungsanweisungen und Applikationsformen kann vom Verlag keine Gewähr übernommen werden. Derartige Angaben müssen vom jeweiligen Anwender im Einzelfall anhand anderer Literaturstellen auf ihre Richtigkeit überprüft werden.

Fotosatz-Service Köhler OHG, Würzburg
21/3120 - 5 4 3 2 1 0 - Gedruckt auf säurefreiem Papier

Laudatio

Herrn Professor (emer.) Dr. med. Heinrich Schmidt-Matthiesen zum 70. Geburtstag.

Herr Professor (emer.) Dr. Heinrich Schmidt-Matthiesen beging am 28. März 1993 seinen 70. Geburtstag. Er blickt auf ein ungewöhnlich reichhaltiges und faszinierendes Leben als Arzt, Ordinarius für Gynäkologie und Geburtshilfe, als Hochschullehrer, Wissenschaftler, Onkologe und Verfasser hoch angesehener Lehrbücher zurück. Er steht immer noch mitten in der Schaffensfülle als Literat und Mitherausgeber eines zentralen Handbuches unseres Faches.

National und international als Gynäkologe bekannt, schien das Leben aber zunächst ein völlig anderes Curriculum vitae für ihn schreiben zu wollen.

Geboren in Witten/Ruhr besuchte Heinrich Schmidt-Matthiesen das Bismarck-Gymnasium in Dortmund, wo er sich, seinen naturwissenschaftlichen und technischen Neigungen folgend, der Technik des Flugzeugbaus verschrieb. Nach dem Abitur wollte er sich der Fliegerei vollends zuwenden. Im November 1940 zum Arbeitsdienst und Wehrdienst einberufen, erhielt er eine Ausbildung zum Bordfunker- und Navigationslehrer und war ferner im Fronteinsatz zu einer Nachtjagdstaffel eingeteilt. Das Kriegsende erlebte er in Dänemark. Im Rahmen eines Zwangseinsatzes wurde er auf den zerstörten Flughäfen Dortmund, Mühlheim-Düsseldorf und Köln-Wahn zu Aufbauarbeiten eingesetzt. Die Delegierung in den Sanitätsbereich ließen ihn seinen ursprünglichen Plan, Maschinenbau und Flugzeugbau zu studieren, aufgeben. Vielmehr faßte er den Entschluß, sich der Humanmedizin zuzuwenden. Nach der Entlassung aus der Gefangenschaft begann er zum Wintersemester 1947/48 an der Universität Münster Medizin zu studieren, wo er 1952 auch das Staatsexamen ablegte. Im gleichen Jahr erfolgte die Promotion, die sich mit Fragen des Eiweißabbaues in Lymphknoten beschäftigte und mit dem Jahrespreis der Universität Münster für die beste Dissertation des Studienjahres ausgezeichnet wurde. Bereits während des Studiums organisierte er seinen ersten Kongreß, den ersten internationalen Ferienkurs der Universität Münster, der mit einem mehrwöchigen Englandaufenthalt als studentischer Sekretär des Auslandsreferates des ASTA verbunden war. Dieser Kongreß stand unter dem Thema: Europa – Tradition und Fortschritt.

Nach dem Staatsexamen und der Pflichtassistentenzeit wurde er wissenschaftlicher Assistent am pathologischen Institut in Mannheim, das zu diesem Zeitpunkt unter der Leitung von Herrn Prof. Dr. G. Schallock stand, dem Doktorvater von Heinrich Schmidt-Matthiesen.

1955 erhielt er auf Vorschlag von Herrn Prof. Dr. Kirchhoff eine Stelle als wissenschaftlicher Assistent an der Universitäts-Frauenklinik Göttingen. Neben der klinischen Tätigkeit konnte er ein histochemisches Labor einrichten, so daß klinikorientierte Fragestellungen wie Invasionsmechanismen beim Krebswachstum, Karzinom-Stroma-Relation, Strahlenreaktion des Gewebes, Kriterien für die Aggression und die Metastasierungstendenz von gynäkologischen Tumoren bearbeitet werden konnten. Die Themenkreise weiteten sich immer mehr aus: Vaskularisation, Histochemie und Funktion des Endometriums wurden von ihm umfassend und mit neuen Methodiken erarbeitet und in einer Monographie, die auch in Amerika erschien, niedergelegt.

Probleme der Psychosomatik, die er während eines Studienaufenthaltes bei Viktor von Weizsäcker in Heidelberg kennengelernt hatte, adaptierte er an den Bereich der modernen Geburtsvorbereitung, die er nach weiteren Studienaufenthalten an der Universitäts-Frauenklinik Bern in Göttingen aufbaute. Die speziellen Interessen seines Chefs Kirchhoff veranlaßten darüber hinaus Arbeiten über die Geburtsmechanik, die Beckentypologie und die klinisch-funktionelle Beckendiagnostik. Daneben entwickelte sich das Interesse für Probleme der Hämostaseologie und der gewebsgebundenen Fibrinolyse und Proteolyse. Es wurden neue Aspekte der Karzinominvasion, der Endometriumblutungen und der Nidation, erarbeitet, die letztlich in die Habilitationsschrift: „Histochemische Studien am menschlichen Endometrium" einmündeten. Für die Habilitation, die im Wintersemester 1960/61 erfolgte, erhielt Heinrich Schmidt-Matthiesen als erster Deutscher den Prix Quadriennale der FIGO. Das umfangreiche wissenschaftliche Oeuvre führte zu weiteren wissenschaftlichen Preisen, ferner zu Einladungen als Referent auf internationalen Kongressen in Stockholm, Paris, Teheran, Südamerika und Spanien.

1966 wurde er zum apl-Professor ernannt und 1967 zum stellvertretenden Klinikdirektor der UFK Göttingen.

Im Sommer 1969 erhielt er den Ruf auf das Ordinariat für Gynäkologie und Geburtshilfe an der Universitäts-Frauenklinik Frankfurt als Nachfolger von Herrn Prof. Dr. Käser. Diesem Lehrstuhl blieb er bis zu seiner Emeritierung 1988 treu und lehnte 1973 die Berufung auf den Lehrstuhl der Universität Göttingen als Nachfolger seines ehemaligen Chefs Kirchhoff ab.

In Frankfurt waren die Anfangsjahre geprägt durch die Umstrukturierung der Klinik im Rahmen der neuen hessischen Hochschulgesetzordnung zu einem Zentrum mit vier selbständigen Abteilungen. Die Abteilung Gynäkologie und gynäkologische Onkologie wählte er sich als klinischen Schwerpunkt und leitete daneben das Gesamtzentrum für Frauenheilkunde und Geburtshilfe als geschäftsführender Direktor. Zwei besondere glanzvolle Höhepunkte waren für Herrn Prof. Schmidt-Matthiesen einerseits die Berufung in die Akademie der Naturforscher Leopoldina in Halle 1979, andererseits sein Wirken als Präsident der Deutschen Gesellschaft für Gynäkologie und Geburtshilfe in den Jahren 1987 bis 1989. Jeder, der Heinrich Schmidt-Matthiesen kennt, erinnert sich seines Festvortrages zur Eröffnung der 43. Tagung der Deutschen Gesellschaft für Gynäkologie und Geburtshilfe am 29. September 1989 in Hamburg, mit dem Titel: „Arzt im Konflikt – der Gynäkologe im Kräftespiel der Gegenwart". Herr Prof. Schmidt-Matthiesen schrieb mir auf einen Sonderdruck dieses Vortrages: „Mein liebster Vortrag, da er so etwa wie ein persönliches Glaubensbekenntnis darstellt".

In diesem Vortrag finden sich Kernsätze, die die Maxime des Handelns von Herrn Prof. Schmidt-Matthiesen als Hochschullehrer und Klinikdirektor widerspiegeln. So zum Beispiel:„Wirkliche Autorität wird die ernsthaften Meinungen anderer in den eigenen Entscheidungsprozeß einbeziehen, wird die Freiheit der Mitarbeiter achten und sich nicht zur Willkür befreit, sondern zu lebendigem Vorbild verpflichtet fühlen"- Oder, an anderer Stelle und in einem anderen Zusammenhang, aber sehr wohl auch in der Verallgemeinerung gültig: „Das Einzelwesen hat seine eigenen Gesetze. Es leidet und reagiert individuell. Man sollte ihm den Weg seiner Bedürfnisse erleichtern, ihn verstehen, aber nicht zu manipulieren suchen. Weder durch ein altes, noch durch ein neues Klischee."

Diese Sätze zeigen in komprimierter Form die Denkweise unter der wir als Assistenten, Schüler, Lernende und später in langsam aufsteigender Verantwortung unter der Führung unseres Chefs arbeiten durften.

Vieles wird aus der Distanz verständlich, nachdem die kleinen Kümmernisse, Ärgernisse und Belastungen des Alltages vergessen sind. Jeder Mensch hat einen persönlichen Stil, der unverwechselbar ist und unterschiedlichen Kategorien zugeordnet werden kann. Unser verehrter alter Chef hat uns, wie ich meine, einen großen Stil eines humanen Arztseins vorgelebt, der stets die Freiheit des einzelnen, so auch seiner Mitarbeiter berücksichtigte, ohne aber den Anspruch auf Leistung dabei zu vergessen. Diese Leistung auf höchstem Niveau hat uns Prof. Schmidt-Matthiesen vorgelebt. Nicht nur die Funktion in der Deutschen Gesellschaft für Gynäkologie und Geburtshilfe sind hierfür ein Beispiel, sondern auch andere Tätigkeiten. So hat er 1981 die Arbeitsgemeinschaft für gynäkologische Onkologie gegründet und war ihr erster Präsident. Diese Arbeitsgemeinschaft hat die gynäkologische Onkologie in Deutschland enorm beflügelt und ihre Leistungsfähigkeit vervielfacht. Es ist müßig, alle Funktionen im einzelnen aufzuführen, die von ihm in Fachgesellschaften wahrgenommen wurden. Lassen Sie mich stattdessen auf einen anderen Teilaspekt eingehen, nämlich die literatische Fähigkeit von Herrn Prof. Schmidt-Matthiesen. Sie findet ihren besonderen Niederschlag in dem Lehrbuch für Gynäkologie und Geburtshilfe, das mittlerweile allein in der deutschen Fassung die 9. Auflage erlebt hat. Auch die Herausgabe des zwölfbändigen Handbuchs der Klinik der Frauenheilkunde und Geburtshilfe, zusammen mit H. Wulf ist ein besonderes Beispiel für das große literarische Wirken von ihm.

Die besondere Befähigung zur Motivation jüngerer Mitarbeiter ist an der großen Zahl von Habilitationen ablesbar, die unter dem Direktorat von Herrn Prof. Schmidt-Matthiesen entstanden sind. 15 Habilitationen an der Klinik bzw. 5 an der eigenen Abteilung spiegeln dies wider.

Um dies hier geschilderte Lebenswerk bewältigen zu können, war nicht nur ein ungeheurer Fleiß und eine große wissenschaftliche sowie literarische Begabung, sondern auch eine meisterhafte Fähigkeit zur Planung der Tagesarbeit bis ins Detail erforderlich. Die Kunst, unwesentliches vom Wesentlichen zu trennen, sich auf seinen inneren Auftrag zu konzentrieren und diesen mit Hingabe zu erfüllen, war und ist das Ziel von Heinrich Schmidt-Matthiesen.

Aus dieser Einstellung heraus erklärt sich auch das Streben nach einem persönlichen Glücksgefühl, das er wie folgt formuliert und hier zitiere ich wieder aus dem angesprochenen Festvortrag: „Wenn wir ein urmenschliches Ziel, das Glück, im

Auge haben, und wenn wir darunter nicht nur das äußerliche, das durch andere bewirkte, verstehen, sondern das seltene Glück in uns und durch uns – Sie können es auch Frieden nennen –, dann gibt es nur eine Lösung, die unserem Auftrag Tiefe, unseren Patientinnen Segen und uns selbst Erfüllung bringen kann: Allem äußeren zum Trotz in dem stetigen Bemühen um Redlichkeit, um tätige Menschlichkeit und Gutsein festzuhalten – und es selbst vorzuleben: Denn im Gutsein liegt Glück".

Wir wünschen Herrn Prof. Dr. Schmidt-Matthiesen dieses Glücksgefühl und hoffen, daß er sich, versehen mit einer ungebrochenen Gesundheit, mit mehr Muße, als dies in den zurückliegenden Jahren seines Wirkens möglich war, seiner Familie und seinen persönlichen Neigungen widmen kann.

Prof. Dr. Dr. h.c. G. BASTERT
(Geschäft. Direktor d. Univ.-Frauenklinik Heidelberg)

Inhalt

Klinische Erfahrungen mit aktiv-spezifischer
Immuntherapie in frühen und späten Stadien
gynäkologischer Malignome
T. Ahlert, B. Gremm, S. Kohler, M. Rexin,
R. Goebel, R. Hoffmann, R. Terinde, E. Rethfeld,
V. Schirrmacher, M. Kaufmann, H. Heinrich,
G. Meisenbacher, N. Heinzel, S. Jung, D. Henke,
S. Ruhland, B. Bartik, K. Kleinert, R. Schmitt,
H. Schmid und G. Bastert 1

Derzeitiger Stand der klinischen Anwendung
von hämopoetischen Wachstumsfaktoren
(G-CSF, GM-CSF) nach Chemo-/Strahlentherapie
A. Ganser und D. Hoelzer 19

Hämatopoetische Wachstumsfaktoren: Neue Aspekte
der medikamentösen Therapie des Ovarialkarzinoms
H. G. Meerpohl 37

In vitro Testung von Zytokinen beim Ovarialkarzinom
und Vorstellung neuer immuntherapeutischer Ansätze
T. Bauknecht 49

Zytokine zur Therapie maligner Ergüsse
M. Kaufmann, E.-M. Grischke, H. Schmid,
G. v. Minckwitz und U. Räth 53

Zytokine in der Therapie des Mammakarzinoms
E.-M. GRISCHKE, M. KAUFMANN, H. SCHMID
und G. BASTERT 63

Das Zervixkarzinom. Gegenwärtiger Stand
und neue Aspekte der systemischen Therapie
E. E. HOLDENER, G. MASSIMINI, S. LIPPMAN, W. BOLLAG
und A. MAN 75

Dosisintensivierte Chemotherapie mit Stammzellsupport
in der gynäkologischen Onkologie
H. SCHMID, R. HAAS, A. KRÄMER, H. GOLDSCHMIDT,
M. KAUFMANN, G. BASTERT und W. HUNSTEIN 93

Immuntherapie in der gynäkologischen Onkologie –
Realität oder Fiktion?
D. WALLWIENER, H. SCHMID, S. M. MANTH
und G. BASTERT 107

Sachverzeichnis 121

Autorenverzeichnis

AHLERT, T.,
Universitäts-Frauenklinik, Voßstraße 9, 69115 Heidelberg
BARTIK, B.,
Universitäts-Frauenklinik, Voßstraße 9, 69115 Heidelberg
BASTERT, G.,
Universitäts-Frauenklinik, Voßstraße 9, 69115 Heidelberg
BAUKNECHT, T.,
Universitäts-Frauenklinik, Theodor-Stern-Kai 7,
60590 Frankfurt am Main
BOLLAG, W.,
Department Klinische Forschung, Abteilung Onkologie,
F. Hoffmann-La Roche AG, CH-4002 Basel
GANSER, A.,
Abteilung für Hämatologie, Zentrum der inneren Medizin,
Klinikum der Johann Wolfgang Goethe-Universität,
Theodor-Stern-Kai 7, 60590 Frankfurt am Main
GOEBEL, R.,
Frauenklinik der Städtischen Klinik Pforzheim,
Kanzlerstraße 2–4, 75175 Pforzheim
GOLDSCHMIDT, H.,
Medizinische Poliklinik, Hospitalstraße 3,
69115 Heidelberg
GREMM, B.,
Universitäts-Frauenklinik, Voßstraße 9, 69115 Heidelberg
GRISCHKE, E.-M.,
Universitäts-Frauenklinik, Voßstraße 9, 69115 Heidelberg

HAAS, R.,
: Medizinische Poliklinik, Hospitalstraße 3,
69115 Heidelberg
HEINRICH, H.,
Frauenklinik der Städtischen Klinik Pforzheim,
Kanzlerstraße 2–4, 75175 Pforzheim
HEINZEL, N.,
Universitäts-Frauenklinik, Voßstraße 9, 69115 Heidelberg
HENKE, D.,
Universitäts-Frauenklinik, Voßstraße 9, 69115 Heidelberg
HOELZER, D.,
Abteilung für Hämatologie, Zentrum der inneren Medizin,
Klinikum der Johann Wolfgang Goethe-Universität,
Theodor-Stern-Kai 7, 60590 Frankfurt am Main
HOFFMANN, R.,
Universitäts-Frauenklinik, Prittwitzstraße 43, 89075 Ulm
HOLDENER, E. E.,
Department Klinische Forschung, Abteilung Onkologie,
F. Hoffman-La Roche AG, CH-4002 Basel
HUNSTEIN, W.,
Medizinische Poliklinik, Hospitalstraße 3,
69115 Heidelberg
JUNG, S.,
Universitäts-Frauenklinik, Voßstraße 9, 69115 Heidelberg
KAUFMANN, M.,
Universitäts-Frauenklinik, Voßstraße 9, 69115 Heidelberg
KLEINERT, K.,
Universitäts-Frauenklinik, Voßstraße 9, 69115 Heidelberg
KOHLER, S.,
Universitäts-Frauenklinik, Voßstraße 9, 69115 Heidelberg
KRÄMER, A.,
Medizinische Poliklinik, Hospitalstraße 3,
69115 Heidelberg
LIPPMAN, S.,
Department of Medical Oncology, The University of Texas,
M. D. Anderson Cancer Center, Houston, Texas, USA

MAN, A.,
 International Clinical Research Center, Roche,
 Strasbourg, F-Lingolsheim
MANTH, S. M.,
 Hoffmann-La Roche AG, 79639 Grenzach-Wyhlen
MASSIMINI, G.,
 International Clinical Research Center, Roche,
 Strasbourg, F-Lingolsheim
MEERPOHL, H. G.,
 Frauenklinik der St. Vincentius Krankenhäuser Karlsruhe,
 Südendstraße 32, 76137 Karlsruhe
MEISENBACHER, G.,
 Frauenklinik der Städtischen Klinik Pforzheim,
 Kanzlerstraße 2–4, 75175 Pforzheim
MINCKWITZ, G. v.,
 Universitäts-Frauenklinik, Voßstraße 9, 69115 Heidelberg
RÄTH, U.,
 Universitäts-Frauenklinik, Voßstraße 9, 69115 Heidelberg
RETHFELD, E.,
 Tagesklinik Rethfeld, Ackerstraße 3, 40233 Düsseldorf
REXIN, M.,
 Laborgemeinschaft Limbach/Schmidt-Gayk/Walch/Fahr,
 Im Breitspiel 15, 69126 Heidelberg
RUHLAND, S.,
 Universitäts-Frauenklinik, Voßstraße 9, 69115 Heidelberg
SCHIRRMACHER, V.,
 Deutsches Krebsforschungszentrum,
 Im Neuenheimer Feld 280, 69120 Heidelberg
SCHMID, H.,
 Universitäts-Frauenklinik, Voßstraße 9, 69115 Heidelberg
SCHMITT, R.,
 Universitäts-Frauenklinik, Voßstraße 9, 69115 Heidelberg
TERINDE, R.,
 Universitäts-Frauenklinik, Prittwitzstraße 43, 89075 Ulm
WALLWIENER, D.,
 Universitäts-Frauenklinik, Voßstraße 9, 69115 Heidelberg

Klinische Erfahrungen mit aktiv-spezifischer Immuntherapie in frühen und späten Stadien gynäkologischer Malignome

T. AHLERT, B. GREMM, S. KOHLER, M. REXIN, R. GOEBEL,
R. HOFFMANN, R. TERINDE, E. RETHFELD, V. SCHIRRMACHER,
M. KAUFMANN, H. HEINRICH, G. MEISENBACHER, N. HEINZEL,
S. JUNG, D. HENKE, S. RUHLAND, B. BARTIK, K. KLEINERT,
R. SCHMITT, H. SCHMID und G. BASTERT

Einleitung

Die Zellen gynäkologischer Malignome unterscheiden sich in der Regel nur geringfügig von ihren benignen Vorläufern. Dennoch tragen sie (antigene) Strukturen, die vom zellulären, humoralen und sogar vom unspezifischen Immunsystem erkannt werden können (Brenner et al. 1988; Chattopadhyay et al. 1984; Ingelmann-Sundberg et al. 1988; Machida et al. 1985; Okubo et al. 1989; Springer et al. 1985; Tomana et al. 1981; Whiteside et al. 1986; Witkin et al. 1980). Die Tatsache, daß das Immunsystem trotz dieser Erkennung keine Aktivierung erfährt, liegt möglicherweise u. a. an dem Fehlen zusätzlicher Aktivierungssignale, ohne die auch externe Antigene meist im Organismus toleriert werden (Zweisignalhypothese, Bretscher u. Cohn 1970). Drei Ursachen kommen hierfür wiederum in Frage:

1. Das Fehlen bzw. Tarnen eines tumorzellimanenten Gefahrenmomentes, das zu spontanen Aktivierungssignalen innerhalb des Immunsystems führen könnte.
2. Das aktive Supprimieren von Aktivierungsmechanismen durch den Tumor.
3. Präexistente oder sekundär induzierte Immundefekte.

Nach der präklinischen Entwicklung einer entsprechenden Strategie (Ahlert u. Schirrmacher 1990; Ahlert et al. 1989; Heicappell et al. 1986; Schirrmacher et al. 1986; Schirrmacher 1990), sowie einigen Phase-I-Untersuchungen (Ahlert et al. 1989, 91) konnten wir die hier berichteten klinischen Erfahrungen auf folgende Hypothese aufbauen: Die Antigenität humaner Tumoren kann nachträglich zu deren Immunogenisierung verwendet werden, wenn die 3 oben genannten Mechanismen der Immuntoleranz antagonisiert werden.

Folgende Therapieelemente schienen uns dabei geeignet, die Antagonismen zu erzeugen:

1. Autologe mit physiologischen Aktivierungssignalen (Newcastle Disease Virus/Interleukin-2) modifizierte und bestrahlte Tumorzellen. Entsprechend der o.g. Zweisignalhypothese sowie der angegebenen Literatur sollten diese Zellen in der Lage sein spezifische antitumorale Immunreaktionen auszulösen.
2. Maßnahmen, die gegen aktive Immunsuppression durch den Tumor gerichtet sind, wie niedrig dosierte Zytostatikagaben oder Radiationes (Ehrke et al. 1989; Gill et al. 1984), H_2-Rezeptorenblocker (Khan et al. 1985; Marshall et al. 1987; Osband et al. 1990; Sahasrabudhe et al. 1987) und Prostaglandinhemmer (Murray u. Hersh 1986; Osband et al. 1990; Shibata u. Volkman 1985; Wanebo et al. 1988).
3. Einsatz niedrig dosierten Interferon α und Interleukin-2: a) zur Kompensation von Immundefekten, die die endogene Produktion von entscheidenden Aktivierungssignalen (Interleukin-2/Interferon α) betreffen (Ahlert et al. nicht publizierte Beobachtungen; Friese et al. 1991; Sedman et al. 1988), sowie b) zum (unspezifischen) Enhancement (mit Tumorvakzine) getriggerter spezifischer Immunreaktionen (Arroyo et al. 1990; Bubenik 1990; Cortesina et al. 1988).

Während die Tumorzellvakine (Therapieelement „1") bei allen Patienten eingesetzt wurde, wurde der supportive Einsatz der Antisuppressiva und Zytokine nur bei vorbehandelten Patienten mit meist fortgeschrittenen Malignomen geprüft. Gerade bei letzteren Patienten scheinen tumorinduzierte Immunsuppressionen und Immundefekte bzw. Immuninsuffizienzen der Etablierung einer spezifischen Immunität entscheidend entgegenzuwirken. Bei adjuvanten, nicht vorbehandelten Patienten dagegen wird ein intaktes und noch relativ naives Immunsystem vorgefunden, daß sich bereits mit einer Vakzinemonotherapie konditionieren lassen sollte (Ahlert et al. 1991).

Obwohl hier noch nicht über Ergebnisse einer prospektiv randomisierten Studie berichtet wird, können wir anhand von 2 (offenen) Pilotstudien Hinweise für einen Einfluß der Vakzine, genauer gesagt der Vakzinequalität, auf den klinischen Verlauf von Patientinnen mit primärem nicht systemisch vorbehandelten Mammakarzinom aufzeigen. Auch in der Situation vorbehandelter Patienten werden Hinweise für die klinische Gültigkeit obiger Hypothese dargelegt.

Material und Methoden

Patienten und Standardtherapien

Zwei Kohorten von Patientinnen mit primärem Mammakarzinom (Gruppe A: n = 65; Gruppe B: n = 38) wurden folgendermaßen konventionell behandelt:

Prämenopausal: 3 oder 6 Zyklen CMF-Chemotherapie, geteiltes Schema, d.h. 500 mg, 60 mg und 600 mg pro qm Cyclophosphamid, Methotrexat und 5-Fluorouracil Tag 1 und 8 jedes Zyklus.

Postmenopausal, rezeptorpositiv: (d.h. Östrogen- oder Progesteronrezeptor >20 fmol/mg Protein): Tamoxifen, 30 mg/Tag über 2 oder 5 Jahre.

Postmenopausal, rezeptornegativ: 3- oder 6mal CMF wie oben. Bei brusterhaltender Primäroperation: adjuvante Nachbestrahlung der Restbrust.

Hochrisikopatientinnen (>9 befallene axilläre Lymphknoten): Randomisation 6mal CMF versus 6mal FEC (600 mg, 60 mg und 600 mg pro Quadratmeter 5-Fluorouracil, Epirubicin und Cyclophosphamid Tag 1).

Eine weitere Kohorte von Patienten (Gruppe C) bestand aus 43 Patienten, davon 16 mit Ovarialkarzinom, 22 mit Mammakarzinom, 2 mit Zervixkarzinom, sowie jeweils einem mit Lungenadenokarzinom, Vaginalkarzinom und Osteochondrosarkom. Diese Patientinnen waren bis auf eine mit Standardtherapien vorbehandelt. 31 von ihnen hatten vor oder unter der Immuntherapie meßbare Tumorparameter, so daß sich der antitumorale Effekt der Therapie direkt bestimmen ließ. Der Patient mit Osteochondrosarkom hatte nach mehreren chirurgischen Interventionen eine hohe Wahrscheinlichkeit für einen erneuten Tumorprogress.

Präparation autologer Tumorzellvakzinen

Mindestens 3 g sterilen Tumorgewebes aus Primärtumor und/oder Lymphknotenmetastase wurden innerhalb von 48 h mechanisch (Skalpell) und anschließend enzymatisch (Kollagenase/DNase/Hyaluronidase) dissoziiert. In Gruppe A wurden Portionen von 5mal 10^6 Zellen, in Gruppe B 1mal 10^7 Zellen mit dimethylsulfoxidulhaltigem Kulturmedium eingefroren. Frühestens 36 h vor der Vakzinierung wurde jeweils eine Probe aufgetaut. In Gruppe A wurde erneut kurz mit DNase behandelt, bevor eine Bestrahlung mit 200 Gy und eine Virusadsorbtion mit 15 hämagglutinierenden Einheiten Newcastle Disease Virus (Stamm Ulster) durchgeführt wurde.

In den Gruppen B und C wurden die Zellen nach dem Auftauen zunächst mit Erythrozytenlysepuffer und allen

3 Enzymen behandelt. Anschließend erfolgte eine Dichtegradiententrennung der Tumorzellen von Debrisbestandteilen einerseits und von tumorinfiltrierenden Lymphozyten andererseits (Dreistufengradient). Schließlich wurden mittels Immunseparation (Behandlung der Tumorzell-/Leukozytensuspension mit Maus-anti-Leukozytenantikörpern, Binden der so markierten Leukozyten an Anti-Maus gekoppelte Magnetobeads von Dynal, Entfernen der Leukozyten im Magnetfeld) verbliebene Leukozyten abgetrennt. Nun wurde, entsprechend Gruppe A, bestrahlt und mit 15 hämagglutinierenden Einheiten NDV Ulster pro 3mal 10^6 verbliebenen Tumorzellen modifiziert.

Nach der Aufreinigung verblieben in Gruppe B 5mal 10^5–7mal 10^6 vitale Tumorzellen (lichtmikroskopische Trypanblaubestimmung). In Gruppe A waren es $2-4 \times 10^6$ Zellen.

Immuntherapieprotokolle

Die Gruppen A und B erhielten je nach verfügbarer Vakzinemenge, 2 bis 4 intradermale Vakzinierungen postoperativ innerhalb von 21 Tagen, bevor frühestens am Tag 21 (Gruppe A) bzw. 28 (Gruppe B) nach der ersten Vakzinierung aggressive Standardtherapien begonnen wurden. Frühestens 6 Wochen (Gruppe A) bzw. 6 Monate (Gruppe B) nach der letzten Chemo- oder Strahlentherapie wurden bis zu 3 Auffrischimpfungen in 1- bis 12wöchigem Abstand durchgeführt. Gruppe A erhielt die Auffrischimpfungen ausschließlich in wöchentlichem Abstand, wobei randomisiert wurde, so daß ein Teil der Patienten lokal über 10 Tage je 20000 IU natürliches humanes Interleukin-2 (Biotest) erhielt.

Der Therapieplan von Gruppe C ist in Tabelle 1 dargestellt. Ein Zyklus aus antisuppressiver-, Zytokin- und ASI-Therapie umfaßt 28 Tage. Bis zu 8 Zyklen (im Schnitt 4 Zyklen) wurden durchgeführt. Alle Vakzinematerialien wurden entsprechend dem Vorgehen in Gruppe B aufgereinigt. Eine

Tabelle 1. Tumorvakzine kombiniert mit Antisuppressiva und Ultra-low-dose-Zytokinen

Tag	Datum	Low-dose-Chemo-therapie	ASI	Proleukin 0,06 mg s.c. morgens und abends		Roferon 1mal 3 Mio E s.c.	Tbl.	Immun-status
1		*						(*)
2			*	*	*	*	*	
3				*	*		*	
4				*	*	*	*	
5				*	*		*	
6				*	*		*	
7				*	*	*	*	
8				*	*		*	
9			(*)	*	*	*	*	
10				*	*		*	
11				*	*	*	*	
12				*	*		*	
13				*	*		*	
14				*	*	*	*	
15				*	*		*	*
16				*	*	*	*	
17				*	*		*	
18				*	*	*	*	
19				*	*		*	
20				*	*		*	

Tabelle 1 (Fortsetzung)

Tag	Datum	Low-dose-Chemotherapie	ASI	Proleukin 0,06 mg s.c. morgens und abends	Roferon 1mal 3 Mio E s.c.	Tbl.	Immunstatus
21				* *	*		*
22				* *			*
23				* *	*		*
24				* *			*
25				* *	*		*
26				* *			*
27							
28							

variable Therapiepause, danach wieder Start bei Tag 1

Immunstatus:
1mal vor Therapiebeginn danach jeweils 1mal in Zyklusmitte

Low-dose-Chemotherapie
Epirubicin 40 mg i.v. (absolut)
Cyclophosphamid 500 mg i.v. (absolut)
obligatorischer Verzicht auf Kortikosteroide

Tabletten:
Amuno retard 75 mg — 1 × 1 (abends)
Tagamet 800 mg — 1 × 1
Multibionta forte — 1 × 1
Xitix Brause — 2 × 1

Proleukin- und schon aufgezogene Roferonspritzen wurden im Gefrierfach gelagert und ca. 30 Minuten vor Anwendung aufgetaut. Roferon-Trockensubstanz im Kühlschrank aufbewahren. Wegen der besseren Verträglichkeit erfolgte das Spritzen der Roferon immer abends.
Routinelabor: Tag 1 und 14 Blutbild (Differentialblutbild), Tag 1 Tumormarker, Leber- und Nierenwerte.

Substitution von Vitaminen wurde aufgrund der bekannten Mangelsyndrome unter Zytokintherapien eingeführt. Epirubicin (40 mg Tag 1), Cyclophosphamid (500 mg Tag 1), Cimetidin (800 mg oral Tag 2–26) und Indomethacin (75 mg oral Tag 2–26) wurden als Antisuppressiva verabreicht. Auf Kortikosteroidmedikationen wurde verzichtet. Interleukin-2 (Cetus) wurde morgens und abends durch die Patienten mittels fertig vorbereiteter Spritzen subkutan appliziert. Interferon alpha 2a (Roche) wurde dreimal pro Woche (abends) ebenfalls meist von den Patienten selbst subkutan verabfolgt. Die vom Arzt aufgezogenen Spritzen wurden bis zum Gebrauch im Gefrierfach (der Klinik bzw. des Patienten) gelagert. Transporte von der Klinik zum Patienten geschahen in einer Kühlbox. Vitamine (Multibionta forte 1 × 1 Tag 2–26 und Vitamin C 2 × 500 mg/Tag, Tag 2–26 wurden oral eingenommen. Es wurden meist Pausen von 2–4 Wochen zwischen den Zyklen eingeräumt. Die Zyklusfrequenz richtete sich nach der Dringlichkeit der Therapie. Pausen konnten bis zu 6 Monate betragen. Am Beginn und in der Mitte jedes Zyklus wurden Standard-Laborparameter (Blutbild, Transaminasen, Nierenwerte) erhoben. Nach Möglichkeit wurde der Immunstatus am Beginn des ersten Zyklus und in der Mitte eines jeden Zyklus erhoben. Tumorparameter wurden nach Möglichkeit ebenfalls am Beginn jedes Zyklus überprüft. Die Behandlung wurde frühestens nach dem zweiten Zyklus, spätestens bei Progreß beendet, oder wenn eine massive Progredienz im ersten Zyklus bemerkt wurde.

Ergebnisse

Rezidivfreies Überleben in Gruppen A und B

Abbildung 1 stellt die Kaplan-Meyer-Analysen zur Rezidivfreiheit der Gruppen A und B gegenüber. Gruppe B tendiert insgesamt zu einem günstigeren Verlauf, insbesondere, wenn jeweils Lymphknotenmaterial zur Vakzineherstellung verwendet wurde.

Nebenwirkungen in Gruppe C: Nebenwirkungen betrafen für Zytokin- und Zytostatikatherapien bekannte Erscheinungen wie Fieber, Schüttelfrost, Übelkeit/Erbrechen, Abgeschlagenheit, Schleimhautreizungen, Blutbild- und Transaminasenveränderungen. Bemerkenswert ist jedoch, daß der Schweregrad lediglich die Grade I und II betraf, und daß Nebenwirkungen nur in seltensten Fällen zu Dosismodifikationen zwangen. Lediglich die Eosinophilie erreichte einen WHO-Grad 3, wird aber in diesem Zusammenhang eher als erwünschte Begleiterscheinung, weniger als Nebenwirkung betrachtet, da sie eine erfolgreiche Auslösung endogener Zytokinkaskaden anzeigt.

Klinische Verläufe in Gruppe C: Tabelle 2 faßt die klinischen Ergebnisse der Patienten von Gruppe C zusammen. Alle 43 Patienten der Gruppe C, (kombinierte ASI-Antisuppressiva-Zytokintherapie) waren in Bezug auf ihre Nebenwirkungen auswertbar, 31 von ihnen auch anhand von laborchemischen oder apparativ meßbaren Tumorparametern evaluierbar. 9 der 31 Patienten waren primär unter Therapie progredient, die anderen zeigten mindestens einen (vorübergehenden) Tumorwachstumsstop. Zur Einteilung der Effekte wurden EORTC-Kriterien verwendet. Eine Minor-Response bedeutet einen Rückgang aller meßbaren Tumorparameter um mindestens 25%, aber weniger als 50%, und bei einer Mixed Response mußten alle Tumorparameter mindestens stabil (+/−25%) sein und einer einen mindestens 50%igen Rückgang verzeichnen. Die mittlere Dauer der jeweiligen Effekte ist meist noch nicht erreicht, so daß unter den Absolutzahlen meist nur die bisher erreichten Zeiten angegeben werden.

Eine Patientin hatte eine Komplettremission, 4 eine partielle Remission, 4 Patienten eine Minor Response, 3 eine Mixed Response, 10 eine Krankheitsstabilisierung und 9 einen primären Progress. Das deutet bei der Mehrzahl der Patienten auf einen positiven Effekt der Therapie.

Tabelle 2. Klinische Ergebnisse. Tumorvakzinen kombiniert mit Antisuppressiva und Ultra-Low-Dose Zytokinen

	n total	n eval.	CR (Dur.)	PR (Dur.)	Minor Response (Dur.)	Mixed Response (Dur.)	SD (Dur.)	PD (Dur.)
Ovarial-Ca	16	14 9 apparat.	1 (>2 mon)	2 ($\bar{x}$: >7 mon)	1 (6 mon)	–	6 ($\bar{x}$: >3 mon)	4
Mamma-Ca	22	13 9 apparat.	–	2 ($\bar{x}$: >2 mon)	3 ($\bar{x}$: >5 mon)	1 (8 mon)	4 ($\bar{x}$: >2 mon)	3
Carcinoma colli uteri	2	1	–	–	–	–	–	1
Vaginal epithelial	1	1	–	–	–	1 (6 mon)	–	–
Lunge Adeno-Ca	1	1	–	–	–	1 (>6 mon)	–	–
Osteo-chondrosarkom	1	1	–	–	–	–	–	1
Total	43	31	1	4	4	3	10	9

CR = komplette Remission, PR = partielle Remission, Dur = Dauer der Response, SD = stable disease (Stabilisierung der Erkrankung), PD = progressive Erkrankung, apparat. = apparativ meßbar, eval. = evaluierbare Erkrankungen, $\bar{x}$ = Mittelwert.

Diskussion

Es wurden klinische Versuche unternommen, aktiv-spezifische Immuntherapie mit autologen virusmodifizierten Tumorzellen in adjuvanter Therapiesituation und bei Patienten mit fortgeschrittenen bzw. stark vorbehandelten Tumoren einzusetzen. Während in adjuvanter Situation eine Vakzinemonoimmuntherapie bevorzugt wurde, die (immunsuppressive) Standardtherapien ergänzte, wurde ASI bei fortgeschrittenen oder vorbehandelten Erkrankungen von einer supportiven Chemoimmuntherapie begleitet. Letztere hatte zum Ziel, immunologische Suppressormechanismen (meist tumorinduziert) einerseits und Defekte bei der endogenen Zytokinproduktion andererseits zu kompensieren. Die Kombination aus diesen Funktionsstörungen des Immunsystems könnte die Ursache für die bekannten schlechten Ergebnisse von ASI-Monoimmuntherapiestrategien bei der angegebenen Patientengruppe sein. Auch andere Wissenschaftler kombinieren daher Tumorvakzinen mit antisuppressiven Elementen, um bei fortgeschrittenen bzw. vorbehandelten Malignomen signifikante therapeutische Effekte zu erzielen, die offenbar Synergismen zwischen den Therapien repräsentieren (Mitchel et al. 1990; Berd et al. 1990; McCune et al. 1990; Tallberg et al. 1985). Unsere Ergebnisse (s. Tabelle 2) deuten ebenfalls darauf hin, daß diese Hypothese für eine Reihe unterschiedlicher solider Malignome richtig sein könnte, denn die von uns mit der Kombination behandelten Patienten zeigten zu 71% (22 von 31 Patienten) eine Stabilisierung der Erkrankung oder Tumorreduktionen. In Anbetracht des fortgeschrittenen, meist massiv vorbehandelten Tumorstadiums (nur der Sarkompatient befand sich nach Rezidivoperation in systemischer First-line-Therapiesituation) und dem trotzdem akzeptablen Nebenwirkungsprofil dieser komplett ambulant durchführbaren Therapie, kann man selbst Krankheitsstabilisierungen noch eine klinische Relevanz zugestehen. Dabei könnte sich nach unseren Beobachtungen Tumorstabilisierungen und -verkleinerungen auch in der Über-

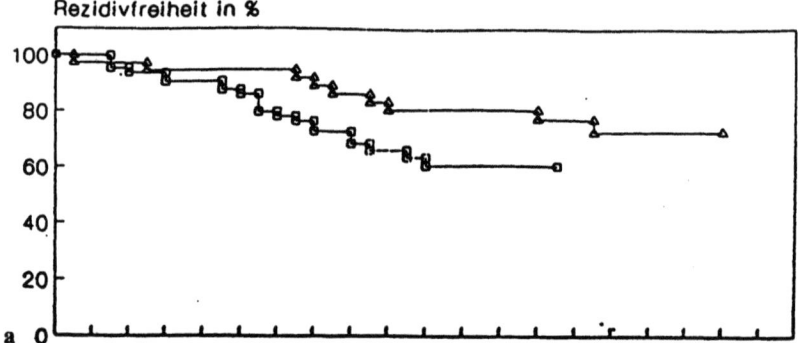

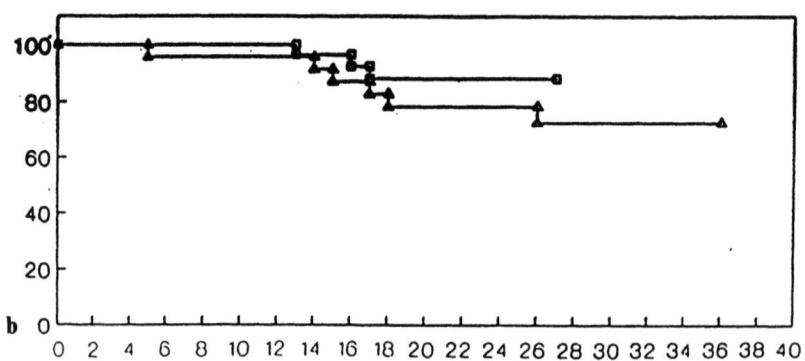

Abb. 1. Gegenüberstellung der Rezidivierungswahrscheinlichkeiten der Kohorten A (primäres Mammakarzinom adjuvant behandelt mit nichtaufgereinigter Vakzine) und B (primäres Mammakarzinom, adjuvant behandelt mit aufgereinigter Vakzine) nach Kaplan-Meier. **a** Gesamtverlauf der Kohorten; **b** weniger als 10 befallene axilläre Lymphknoten (low-risk) und ausschließliche Verwendung von Primärtumor für die Vakzine; **c** wie **b** aber Verwendung von tumorbefallenen Lymphknoten +/− Primärtumor; **d** mehr als 9 befallene Lymphknoten (high-risk), meist unter Verwendung von Primärtumor und Lymphknoten für die Vakzine. In beiden Untergruppen, bei denen Lymphknoten für die Vakzineherstellung verwendet wurden, tendiert die Kohorte B zum günstigeren Verlauf

Kohorten A versus B: Vakzinen aus Lymphknoten / Low-Risk

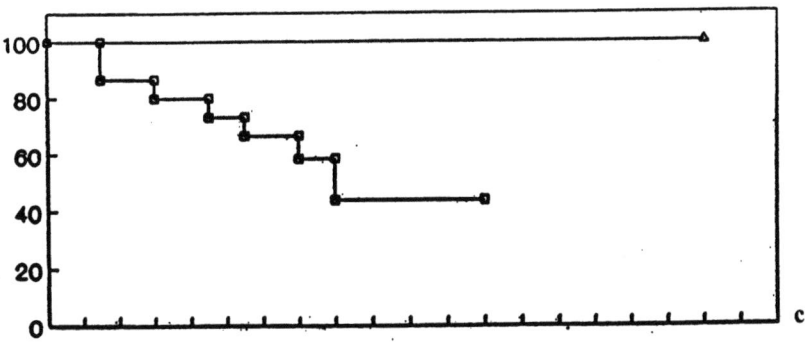

c

Kohorten A versus B: Vakzinierungen bei High-Risk-Pat.

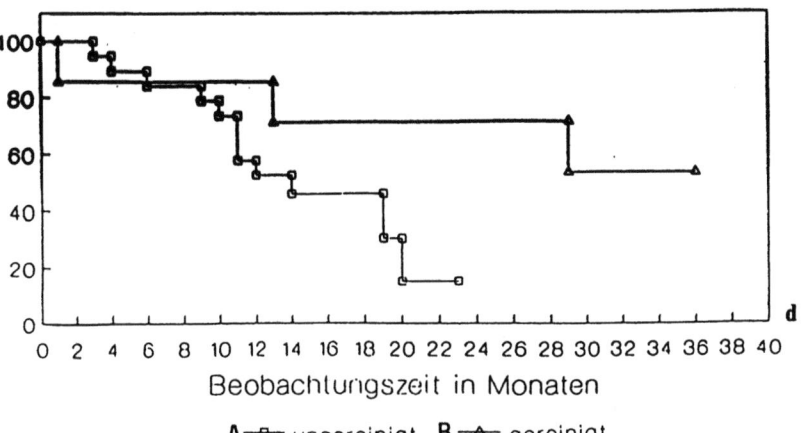

d

Beobachtungszeit in Monaten

A —□— ungereinigt   B —▲— gereinigt

Abb. 1 (Fortsetzung)

lebenszeit niederschlagen. Eine Quantifizierung dieses Effektes ist jedoch mangels einer Vergleichsgruppe nicht möglich. Insgesamt dürften die Befunde nicht nur von wissenschaftlichem, sondern auch von klinischen Interesse sein. Der Nachteil einer solchen Kombinationstherapie ist, daß die Beiträge der Einzelsubstanzen, speziell der ASI-Therapie, nicht eindeutig nachvollzogen werden können. Es wird deshalb notwendig sein, zumindest den Effekt der Supportivtherapie mit Zytokinen und Antisuppressiva ohne ASI gesondert zu prüfen.

Kürzlich publizierten Hoover et al. (1993) 6,5-Jahres-Follow-up Daten einer prospektiv randomisierten Studie zur erfolgversprechenden adjuvanten ASI beim kolorektalen Karzinom. Auch Hollinshead et al. (1988, Lungenkarzinom), Cassel et al. (1983), Hersey et al. (1989, Melanom) u.a. finden Indizien für die Effizienz von ASI-Monoimmuntherapiestrategien in adjuvanter Situation. Von uns gefundene Hinweise schlagen sich in verbesserten Tendenzen zum rezidivfreien Überleben (Abb. 1) bei Mammakarzinompatientinnen mit hochaufgereinigter gegenüber solchen mit nicht-aufgereinigter Vakzine nieder. Die jeweils verglichenen Untergruppen der Kohorten A und B unterschieden sich dabei in bezug auf die durchschnittlichen prognostischen Paramter wie definitiver Lymphknotenbefall, S-Phase und Rezeptorstatus, sowie in bezug auf die Standardtherapie kaum (Daten nicht gezeigt). Eine Erklärung der schlechteren rezidivfreien Zeiten bei Patienten mit nichtaufgereinigter, aus Lymphknotenmaterial hergestellter Vakzine wäre die Annahme, daß kontaminierende Leukozyten aus den Lymphknoten die quantitative und qualitative Zusammensetzung der Antigene so verändern, daß sie ihre Wirksamkeit verliert. Dabei könnten die Leukozyten selbst als Antigene wirksam werden und kontraproduktive Immunreaktionen auslösen. Konkretere Hinweise für diese Hypothese haben wir jedoch nicht finden können.

Alle derzeitigen Prüfungen werden mit einem ausgedehnten Immunmonitoring versehen, um die bereits von Medenica u. Slack (1985) publizierten Korrelationen zwischen Immuntherapieresponse und peripheren Immunparametern weiter analysieren zu können.

Literatur

Ahlert T, Schirrmacher V (1990) Isolation of a human melanoma adapted Newcastle Disease Virus mutant with highly selective replication patterns. Canc Res 50:5962–5968

Ahlert T, Bastert G, Schirrmacher V (1989) Mamma- und Ovarialkarzinom mit autologen, virusmodifizierten Tumorzellen. TW Gynäkologie 2:359–367

Ahlert T, Striffler H, Bastert G, Kaufmann M, Schirrmacher V (1991) Aktueller Stand gynäkologischer Studien zur aktivspezifischen Immuntherapie mit virusmodifizierten autologen Tumorzellen. In: Melchert, Neises, Wischnik (Hrsg), Aktuelle Onkologie 60 Zuckschwert, S 196–204

Arroyo PJ, Bash JA, Wallack MC (1990) Active specific immunotherapy with vaccinia colon oncolysate enhances the immunomodulatory and antitumor effects of interleukin-2 and interferon alpha in a murine hepatic metastasis model. Canc Immunol Immunother 31:305–311

Berd D, Maguire HC, McCue P, Mastrangelo MJ (1990) Treatment of Metastatic Melanoma With an Autologous Tumor-Cell Vaccine. Clinical and Immunologic Results in 64 Patients. J Clin Oncol 8; 11:1858–1867

Brenner BG, McCrea EL, Margolese RG (1988) Cytolysis of mammary tumor targets by resting, interleukin-2 stimulated and in vitro cultures peripheral blood lymphocytes from breast cancer patients. Anticancer res 8:653–658

Bretscher P, Cohn M (1970) A two signal model of Lymphocyte activation. Science 169:1042–1049

Bubenik J (1990) Local and regional immunotherapy of cancer with interleukin-2. Canc Res Clin Oncol 116:1–7

Cassel WA, Murray DR, Phillips HS (1983) A phase II study on the postsurgical management of stage II malignant melanoma with a Newcastle Disease Virus oncolysate. Cancer 52:856–860

Chattopadhyay J, Chattopadhyay U, Chowdhury JR (1984) Imunnological relatedness of a murine mammary tumor-associated antigen and human breast cancer. Gann 75:342–348

Cortesina G, Stefani A, Giovarelli M, Barioglio MG, Cavallo GP, Jemma C, Forni G (1988) Treatment of recurrent squamous cell carcinoma of the head and neck with low doses of interleukin-2 injected perilymphatically. Cancer 62:2482–2485

Ehrke MJ, Mihich E, Berd D, Mastrangelo MJ (1989) Effects of Anticancer Drugs on the Immune System in Humans Seminars. Oncology 16, 3:230–253

Friese K, Wesch D, Gallati H, Kabelitz D, Melchert F (1991) Untersuchung zur Zytokin-Produktion bei gynäkologischen Karzinomen. Geburtsh Frauenhk 51:1138–1341

Gill HK, Dhaliwal JS, Sukumaran KD, Liew FY (1984) Effect of irradiation on the precursor, activated and memory suppressor T cells for delayed-type hypersensitivity to sheep erythrocytes in mice. Immunology 53:669–675

Heicappell R, Schirrmacher V, von Hoegen P, Ahlert T, Appelhans B (1986) Prevention of metastatic spread by postoperative immunotherapy with virally modified autologous tumor cells. I. Parameters for optimal therapeutic effects. Int J Cancer 37:569–577

Hersey P, Edwards A, Coates A, Shaw H, McCarthy W, Milton G (1987) Evidence that treatment with vaccinia melanoma cell lysates (VMCL) may improve survival of patients with stage II melanoma. Canc Immonol Immunother 23:257–265

Hersh EM, Yehyuda ZP, Murphy SG, Dicke K, Zander A, Adedgbite M, Goldman R (1980) Canc Res 40:3134–3140

Hollinshead A, Takita H, Stewart T, Raman S (1988) Specific active lung-cancer immunotherapy. Immunocorrelates of clinical responses and an update of immunotherapy trials evaluations. Cancer 62:1662–1671

Hoover CH, Brandhorst JS, Peters LC et al. (1993) Adjuvant active specific immunotherapy for human colorectal cancer: 6,5-year median follow-up of a phase III prospectively randomized trial. J Clin Oncol 11:390–399

Ingelmann-Sundberg H, Wikstrom B, Stormy N, Sundelin P, Hjerpe A (1988) Immunocytochemical reactivity of breast cancer tissue with antibodies to neuron-specific enolase and an adenocarcinoma-associated glycolipid antigen. Virchows Arch (A) 415, 6:539–44

Khan MM, Sansoni P, Englemen EG, Melmon KL (1985) Pharmacologic effects of autacoids on subsets of T-cells: regulation of expression/function of histamine-2 receptors by a subset of suppressor cells. J Clin Invest 75:1578–1583

Machida K, Watson M, Good RA, Day NK (1985) Relationship of GP 52 antigen of the mouse mammary tumor virus in breast tissue with serum antibody levels to GP 52 in human breast cancer (Meeting Abstract). Fed Proc 44, 4:963

Marshell ME, Mendelsohn L, Butler K et al. (1987) Treatment of Metastatic Renal Cell Carcinoma With Coumarin (1,2-Benzopyrone) and Cimetidine: A Pilot Study. J Clin Oncol 5, 6:862–866

McCune CS, O'Donnel RW, Marquis DM, Saharasbudhe MD (1990) Renal cell carcinoma treated by vaccines for active specific immunotherapy: correlation of survival with skin testing by autologous tumor cells. Canc Immunol Immunother 32:62–66

Medenica RD, Slack N (1985) Immunomodulatory Activity of Human Leukocyte Interferon in Cancer Patients: Results Obtained During Pulse Therapy Schedule. Cancer Drug Delivery, 2, 2:91–118

Murray JL, Hersh EM (1986) In vitro Inhibition of Interleukin-2 Production by Peripheral Blood Lymphocytes from Stage III Melanoma Patients by Prostaglandin E_2: Enhancement of Lymphocyte Proliferation by Exogenous Interleukin-2 Plus Indomethacin. J Biol Resp Modif 5:12–19

Okubo M, Sato N, Wada Y et al (1989) Identification by monoclonal antibody of the tumor antigen of a human autologous breast cancer cell that is involved in cytotoxicitiy by a cytotoxic T-cell clone. Canc Res 49, 14:3950–3954

Mitchel MS, Harel W, Kempf RA, Hu E, Mitchel JK, Boswell WD, Dean G, Stevenson L (1990) Active-specific immunotherapy for Melanoma. J Clin Oncol 8:856–869

Osband ME, Lavin PT, Babayan RK et al (1990) Effect of autolymphocyte therapy on survival and quality of life in patients with metastatic renal-cell carcinoma. Lancet 335:994–998

Sahasrabudhe DM, McCune CS, O'Donnel RW, Henshaw EL (1987) Inhibition of Suppressor T Lymphocytes by Cimetidine. J Immunol 138:2760–2763

Schirrmacher V (1990) Krebsimpfung mit Tumorzellen. Spektrum der Wissenschaften Januar: 38–50

Schirrmacher V, Ahlert T, Heicappell R, Appelhans B, von Hoegen P (1986) Successful application of non oncogenic viruses for antimetastatic cancer immunotherapy. Canc Rev 5:19–43

Sedman PC, Ramsden CW, Brennan TG, Giles GR, Guillou PJ (1988) Effects of low dose perioperative interferon on the surgically induced suppression of antitumor immune responses Br J Surg 75:979–981

Shibata Y, Volkman A (1985) The effekt of bone marrow depletion on Prostaglandin E-producing suppressor macrophages in mouse spleen. J Immunol 135:3897–3904

Springer GF, Desai PR, Tegtmeyer H, Scanlon EF, Fry WA, Semerdjian Ra, Neybert CG (1985) Further studies on the detection of early lung and breast carcinoma by T-antigen. Canc det prev 8:95–100

Tallberg T, Tyklä H, Mahlberg K, Haltturen P, Lehtonen T, Kalima T, Sarna S (1985) Active Specific Immunotherapy with supportive measures in the treatment of palliatively nephrectomized renal adenocarcinoma. A thirteen-year follow-up study. Eur Urol 811, 4:233–244

Tomana M, Kajdos AH, Niedermeier W et al (1981) Antibodies to mouse mammary tumor virus related antigen in sera of patients with breast carcinoma. Cancer 47:2696

Wanebo HJ, Riley T, Katz D, Pace RC, Johns ME, Cantrell RW (1988) Indomethacin Sensitive Suppressor-Cell Activity in Head and Neck Cancer Patients, The Role of the Adherent Mononuclear Cell Cancer 61:462–474

Whiteside TL, Miescher S, Hurlimann J, Moretta L, Fliedner V (1986) Clonal analysis and in situ characterization of lymphocytes infiltrating human breast carcinomas. Canc Immunol Immunother 23:169–178

Witkin SS, Sarkar NH, Kinne DW, Good RA, Day NK (1980) Antibodies reactive with the mouse mammary tumor virus in sera of breast cancer patients. Int J Canc 25:721–725

Derzeitiger Stand der klinischen Anwendung von hämopoetischen Wachstumsfaktoren (G-CSF, GM-CSF) nach Chemo-/Strahlentherapie

A. GANSER und D. HOELZER

Struktur und Regulation der Hämopoese

Das hämopoetische System ist hierarchisch aufgebaut, wobei die frühen Stammzellen die Fähigkeit zur Selbstreplikation, Proliferation und Differenzierung in alle bekannten Zellreihen (Granulozyten, Monozyten/Makrophagen, Thrombozyten, Erythrozyten, Lymphozyten) besitzen (Übersicht bei Groopman et al. 1991). Mit zunehmender Differenzierung geht die Fähigkeit zur Selbstreplikation und Proliferation verloren und die Zellen erwerben die Funktionen ausgereifter Endzellen. Lediglich T- und B-Lymphozyten sowie Makrophagen behalten die Fähigkeit zur Proliferation. Die hämopoetischen Stammzellen sind in einer Frequenz von ca. 0,01% im Knochenmark vorhanden und für die Langzeitregeneration nach einem myelotoxischen Schaden verantwortlich. Nach kürzlich publizierten Daten tragen sie das CD34-Antigen und exprimieren weder das CD38-Antigen, HLA-DR-Strukturen noch zellreihenspezifische Membranantigene (Huang u. Terstappen 1992). Dafür scheinen sie aber – entgegen bisheriger Auffassung – nicht nur in der Lage zu sein, in hämopoetische Zellen auszureifen, sondern nach Stimulation mit IGF-1 (Insulin-like growth factor I) und basischem FGF (Fibroblast growth factor) Knochenmarkstromazellen (Fibroblasten, Adipozyten, Endothelzellen, glatte Muskelzellen und Osteoblasten) zu bilden.

Tabelle 1. Hämopoetische Wachstumsfaktoren und ihre Zielzellen

Wachstumsfaktoren	Stammzelle	Granulopoese	Thrombopoese	Erythropoese	Monozytopoese
Steel-Faktor[a]	+	+[b]	+[b]	+[b]	+[b]
Interleukin-3	+	+	+	+	+
GM-CSF	(+)	+	(+)	(+)	+
G-CSF	–	+	–	–	–
M-CSF	–	–	–	–	+
Erythropoetin	–	–	–	+	–

[a] Synonyme: stem cell factor, mast cell growth factor, kit ligand.
[b] starker Synergismus mit den entsprechenden zellreihenspezifischen Zytokinen.

Proliferation und Ausreifung der hämopoetischen Zellen wird durch Zytokine reguliert, von denen zur Zeit mindestens 20 definiert sind. Das hämopoetische System muß in der Lage sein, während der gesamten Lebenszeit des Organismus täglich etwa 5×10^{10}, unter Streßbedingungen, d.h. nach akuter Blutung oder bei Infektion, 5×10^{11} Zellen zu bilden. Die direkt für die Proliferation und Ausreifung verantwortlichen Zytokine werden hämopoetische Wachstumsfaktoren genannt (Tabelle 1). Weiterhin greifen Hormone positiv (Schilddrüsenhormon, Androgene; IGF-1, Wachstumshormon, Aktivin) oder negativ (Östrogene, Inhibin) in dieses Geschehen ein. Inhibitoren der hämopoetischen Stammzellen sind bisher nur ungenügend charakterisiert, aber die bisher interessantesten sind der transformierende Wachstumsfaktor-β (TGF-β) und das u.a. von aktivierten Makrophagen und T-Zellen gebildete Macrophage-inflammatory-Protein-(MIP)-1α (Übersicht bei Moore 1991).

Obwohl inzwischen nachgewiesen wurde, daß die hämopoetischen Zytokine durch zahlreiche Zell- und Regulationssysteme miteinander vernetzt sind und deswegen eine eindeutige funktionelle Trennung der einzelnen Zytokine nach induzierten Zelleistungen bis auf wenige Ausnahmen nicht möglich und auch nicht sinnvoll erscheint, kann man doch die für die Blutbildung essentiellen und direkt verantwortlichen Zytokine abgrenzen. Vier hämopoetische Wachstumsfaktoren (Granulozytenkoloniestimulierender Faktor, G-CSF; Granulozyten/ Makrophagen-CSF, GM-CSF; Makrophagen-CSF, M-CSF; Interleukin-3, IL-3) beeinflussen direkt das Überleben, die Proliferation, Differenzierung und funktionelle Aktivierung der hämopoetischen Zellen (Tabelle 1). Ein weiterer Faktor, Steel-Faktor oder Stammzellfaktor (SCF), der auf die bisher identifizierten frühesten Stammzellen der Lymphohämopoese einwirkt, zeigt mit diesen eine stark synergistische, stimulierende Wirkung (McNiece et al. 1992). Für die erythrozytäre Ausreifung ist schließlich Erythropoetin essentiell (Übersicht bei Krantz 1991).

Hämopoetische Wachstumsfaktoren werden von T-Lymphozyten, Monozyten/Makrophagen Endothelzellen, Fibroblasten und wahrscheinlich noch weiteren Zellklassen gebildet, wobei die Produktion durch IL-1 und TNF induziert werden kann. Bei niedrigen Granulozytenzahlen ist der Serumspiegel für G-CSF erhöht. Ebenfalls finden sich im Rahmen einer Infektion oder Sepsis erhöhte Serumtiter für IL-1, TNF, IL-6, wodurch im Knochenmark die Produktion der CSF's und dementsprechend der Granulozyten/Monozyten angeregt wird. Unter Steady-State-Bedingungen erfolgt die Regulation der Hämopoese im Knochenmark dagegen wahrscheinlich über lokal, eng begrenzt wirkende Mechanismen, an denen außer den Stromazellen und den von ihnen gebildeten Zytokinen noch extrazelluläre Matrixmoleküle und weitere, über Adhäsionsmoleküle vermittelte Interaktionen beteiligt sind. Einen Sonderfall stellt die Produktion des Erythropoetin dar, da es als Antwort auf einen erniedrigten O_2-Partialdruck zu 80% von peritubulären Zellen im Niereninterstitium, zu 15% von Leberzellen bzw. Kupffer-Zellen, und zu einem kleinen Teil von Knochenmarkmakrophagen gebildet wird (Übersicht bei Krantz 1991). Die hämopoetischen Zytokine wirken in sehr geringen Konzentrationen über membranständige Rezeptoren auf verschiedenen Ebenen der Differenzierung. Sie interagieren sowohl additiv als auch synergistisch.

Klinischer Einsatz der hämopoetischen Wachstumsfaktoren

Die gentechnische Produktion der hämopoetischen Wachstumsfaktoren und Interleukine hat die Möglichkeiten geschaffen, bei Versagen der Hämopoese therapeutisch einzugreifen:

Reduktion der Chemo-/Strahlentherapiebedingten Neutropenie
- nach Standarddosistherapie
- nach Dosiseskalation

Stimulation der Hämopoese bei Knochenmarkversagen
- aplastische Anämie
- chronische Neutropenie
- Agranulozytose
- myelodysplastische Syndrome
- AIDS

Differenzierungsinduktion
- myelodysplastische Syndrome
- akute myeloische Leukämie

Optimierung der Knochenmark-/Stammzelltransplantation
- Mobilisierung peripherer Stammzellen
- Akzeleration der Regeneration nach Transplantation

Steigerung der Effektorzellfunktionen
- Infektionen
- Verbrennungen
- Leukozytenfunktionsstörungen
- AIDS

Stimulation der Antitumoreffekte von Monozyten

Zwei der hämopoetischen Wachstumsfaktoren, G-CSF und GM-CSF, sind bereits für den klinischen Gebrauch zugelassen (Tabelle 2). G-CSF und GM-CSF führen zu einer starken

Tabelle 2. Klinisch einsetzbare hämopoetisch wirksame Zytokine

Glyko-protein	Handels-name	Produzent	Dosis[a]	Appli-kationsweg[b]
G-CSF	Neupogen	Amgen/Roche	5–10 µg/kg	SC, IV
GM-CSF	Leucomax	Schering/Sandoz	125–250 µg/m^2	SC, IV

[a] Dosis ermittelt für Einsatz nach Chemo-/Strahlentherapie.
[b] SC, subkutan (Bolus); IV, intravenös kontinuierlich, Kurzinfusion oder Bolus.

Stimulation der Granulopoese mit einem raschen Anstieg der neutrophilen Granulozyten innerhalb weniger Tage, GM-CSF außerdem noch zur Neubildung von Monozyten und eosinophilen Granulozyten. Beide Zytokine führen in der Regenerationsphase der Hämopoese auch zu einer starken Mobilisation hämopoetischer Stammzellen und Vorläuferzellen aus dem Knochenmark in die Zirkulation. Nach Absetzen von G-CSF oder GM-CSF fallen die Leukozytenwerte rasch wieder auf das Ausgangsniveau ab. G-CSF und GM-CSF führen nicht nur zu einem zahlenmäßigen Anstieg der Leukozyten, sondern auch zu deren funktioneller Verbesserung mit z. B. Steigerung der Phagozytosefähigkeit (Übersicht bei Lieschke u. Burgess 1992).

CSFs nach Chemotherapie

G-CSF

In 2 prospektiven, randomisierten und plazebokontrollierten Studien bei Patienten mit kleinzelligem Bronchialkarzinom, die eine Kombination von Cyclophosphamid, Doxorubicin und Etoposid erhielten, führte die prophylaktische tägliche subkutane Gabe von G-CSF in einer Dosierung von 230 µg/m^2, bzw.

4–8 µg/kg zu einer signifikanten Reduktion der Schwere und Dauer der chemotherapieinduzierten Neutropenie (Crawford et al. 1991; Trillet-Lenoir et al. 1993). Hierdurch konnte der Anteil der Patienten, der während der Neutropenie Fieber entwickelte, von 41%–57% auf 20%–28% vermindert werden. Die Zahl der wegen Infektion notwendigen Tage im Krankenhaus und der Antibiotikaverbrauch waren ebenfalls reduziert (Crawford et al. 1991; Trillet-Lenoir et al. 1993). Der Effekt von G-CSF war am ausgeprägtesten während des ersten Chemotherapiezyklus, zeigte sich aber auch in den späteren Zyklen und ebenfalls noch bei Patienten, die erst während eines späteren Zyklus erstmals G-CSF erhielten. In der Studie von Trillet-Lenoir et al. (1993) ließ sich zeigen, daß die geplante Chemotherapie im Verumarm praktisch zu 96% appliziert werden konnte, während aufgrund der stärkeren Neutropenie in der Kontrollgruppe eine Dosisreduktion auf 88% stattfand. Diese konsequentere Durchführbarkeit der Chemotherapie resultierte jedoch nicht in einer besseren Remissionsrate oder in einem längeren medianen krankheitsfreien Überleben.

In einer weiteren randomisierten Studie bei Patienten mit hochmalignen Non-Hodgkin-Lymphomen, die mit dem VA-PEC-B Schema (Vincristin, Doxorubicin, Etoposid, Cyclophosphamid, Prednison, Bleomycin) behandelt wurden, führte die prophylaktische Gabe von G-CSF zu einer Reduktion der Neutropenieinzidenz, der febrilen Neutropenie (23% versus 44%), aber nicht der Rate an Hospitalisierungen oder des Antibiotikaverbrauches (Pettengell et al., 1992). Trotz einer besseren Durchführbarkeit der Chemotherapie in der G-CSF-Gruppe (96% versus 83%) zeigte sich bisher wegen der insgesamt guten Remissionsrate ($> 90\%$), der Überlebensrate (80% nach 1 Jahr), der relativ geringen Zahl der Patienten ($n = 80$) und der kurzen Nachbeobachtungsdauer kein Einfluß auf das krankheitsfreie Überleben. In einer Studie bei Patienten mit Urogenitaltumoren führte die s.c.-Gabe einer relativ niedrigen G-CSF Dosis von 2 µg/kg für 14 Tage zwar zu einer Verminderung von Neutropenieschwere und -dauer, ohne daß sich dies jedoch in weiteren gebesserten klinischen Parametern niederschlug (Kotake et al. 1991).

Durch die Gabe von G-CSF konnte die thrombopenieinduzierende Wirkung der Zytostatika nicht beeinflußt werden. Ebenfalls zeigte sich kein Einfluß auf Ausmaß und Schwere von Übelkeit, Erbrechen, Stomatitis, Diarrhö und Alopezie. In einer Studie (Pettengell et al. 1992) kam es sogar zu einer Zunahme der Schwere der Mukositis, wahrscheinlich wegen der intensiveren Chemotherapie. Aufgrund der insgesamt niedrigen Letalität in den genannten Studien zeigte sich kein Einfluß von G-CSF auf die Frühmortalität. Die einzig nachweisbare Toxizität von G-CSF waren leichte Knochenschmerzen. Obwohl für die einzelnen Chemotherapieprotokolle bisher die optimale G-CSF Dosis nicht ermittelt worden ist, ist es üblich, die Behandlung einen Tag nach Ende der Chemotherapie in einer Dosis von 5 µg/kg KG als einmalige subkutane Bolusinjektion zu beginnen. Ein Beginn am 3. Tag nach Ende der Chemotherapie scheint jedoch keinen negativen Einfluß auf die beschleunigte Regeneration der Granulozyten zu haben. Um die reaktive Leukozytose zu vermeiden, die bei Fortführung der G-CSF-Gabe nach Erholung der Leukozytenwerte auftritt, sollte G-CSF nach Erreichen von Leukozytenwerten > 5000 µL gestoppt werden. Da sich die Dauer der Neutropenie mit jedem Chemotherapiezyklus tendenziell verlängert, kann die prophylaktische Gabe von G-CSF mit jedem Zyklus länger nötig sein. Für eine therapeutische Gabe von G-CSF in Kombination mit Antibiotika erst beim Auftreten von neutropenem Fieber liegen noch keine umfassenderen Daten vor. Nach vorläufigen Ergebnissen scheint hier im Vergleich zur Prophylaxe die Gabe von G-CSF von grenzwertig signifikantem Vorteil zu sein (Maher et al. 1993).

GM-CSF

Der Effekt einer prophylaktischen Gabe von GM-CSF wurde ebenfalls randomisiert und plazebokontrolliert bei Patienten mit kleinzelligem Bronchialkarzinom nach einer Therapie mit Cyclophosphamid, Doxorubicin und Etoposid geprüft, wobei allerdings im Vergleich zu den G-CSF-Studien die Dosierungen von Doxorubicin und Etoposid um 20% bzw. 30% niedriger gewählt wurden (Hamm et al. 1991). Die Dauer und das Ausmaß der Neutropenie konnte durch GM-CSF reduziert werden, nicht aber die Inzidenz der febrilen Neutropenie. Auch fand sich kein Unterschied in der Dosisintensität zwischen beiden Patientengruppen. Bei Patienten mit fortgeschrittenem Ovarialkarzinom, die mit Carboplatin und Cyclophosphamid behandelt wurden, führte die prophylaktische, plazebokontrollierte Gabe von GM-CSF (1,5, 3 oder 6 µg/kg tgl. 7mal) ebenfalls zu einer Reduktion der Granulozytopenie, zusätzlich auch zu einer geringeren Inzidenz an Dosisreduktionen in der GM-CSF-Gruppe (de Vries et al. 1991). In einer weiteren randomisierten, plazebokontrollierten Studie bei Patienten mit Non-Hodkin-Lymphomen, die eine Kombinationschemotherapie mit COPBLAM (Cyclophosphamid, Vincristin, Prednisolon, Bleomycin, Doxorubicin, Methotrexat) erhielten, zeigte sich ein positiver Effekt von GM-CSF (400 µg/Tag s.c. 7 mal) bei den Patienten, die wenigstens 70% der geplanten 6 Zyklen der Chemotherapie erhielten (Gerhartz et al. 1992). Bei GM-CSF behandelten Patienten waren Dauer der Neutropenie, Rate an Fieber und Infektionen, Antibiotikaverbrauch und Klinikdauer vermindert und die Rate an kompletten Remissionen bei sog. Hochrisikopatienten grenzwertig signifikant von 48% auf 69% erhöht. Wurden alle Patienten betrachtet, bestand allerdings kein Unterschied in der Remissionsrate. Beeinträchtigt wird die Aussagekraft der Studie dadurch, daß 80% der wegen Therapieabbruch aus der Analyse ausgeschlossenen Patienten aus dem GM-CSF-Arm kamen. 46% der GM-CSF behandelten Patienten zeigten lokale Rötungen an der Injektionsstelle und 26% generalisierte Exantheme. Die Schwere und Dauer der Thrombopenie wird durch GM-CSF ebenfalls nicht beeinflußt. Die übliche Dosis von GM-CSF liegt bei 250 µg/m^2, die als einmalige tägliche Bolusinjektion einen Tag nach Ende der Chemotherapie begonnen und für 10 Tage fortgeführt wird. Zum therapeutischen Einsatz von GM-CSF bei chemotherapieinduzierter febriler Neutropenie liegen noch keine gesicherten Ergebnisse mit größeren Patientenzahlen vor (Biesma et al. 1990).

CSFs nach aggressiver Chemotherapie und Knochenmarktransplantation

GM-CSF

In einer Reihe von plazebokontrollierten Studien bei Patienten mit Hodgkin- und Non-Hodgkin-Lymphomen sowie akuter lymphatischer Leukämie führte die Gabe von GM-CSF im Anschluß und eine autologe Knochenmarktransplantation zu einer signifikanten Verminderung der Dauer der Neutropenie, im Mittel um etwa 8 Tage (Nemunaitis et al. 1991; Advani et al. 1992; Gulati u. Bennett 1992; Gorin et al. 1992; Link et al. 1992). Variabel war der Einfluß auf die Reduktion der Klinikaufenthaltsdauer, die Infektrate und den Antibiotikaverbrauch. Diese Diskrepanz ist wahrscheinlich dadurch bedingt, daß die Dauer der initialen sehr schweren Neutropenie durch GM-CSF-Gabe nicht verkürzt wird. Die Erfahrung mit dem Einsatz von GM-CSF nach allogener Knochenmarktransplantation ist limitiert, und in einer Phase-III-Studie zeigte sich kein Einfluß auf die Dauer der Neutropenie (Powles et al. 1990). Allerdings ist von Bedeutung, daß die Rate und Schwere der Graft-versus-Host-Erkrankung nicht erhöht zu sein scheint (Powles et al. 1990).

G-CSF

Abschließende Ergebnisse aus plazebokontrollierten Studien zum Einsatz von G-CSF nach autologer Knochenmarktransplantation liegen noch nicht vor. Allerdings zeigen die vorläufigen Ergebnisse bei Patienten mit Hodgkin- und Non-Hodgkin-Lymphomen sowie akuter lymphatischer Leukämie eine signifikante Verminderung der Neutropeniedauer, während die Ergebnisse bezüglich Fieberdauer, Antibiotikaverbrauch und Hospitalisationsdauer variabel ausfallen. Ähnlich liegen die Verhältnisse nach allogener Knochenmarktransplantation (Masaoka et al. 1990; Asano et al. 1990). Eine Verstärkung der GVHD ist, wie schon bei GM-CSF, bei G-CSF nicht beobachtet worden.

CSFs nach Strahlentherapie

Die Daten zum Einsatz von CSFs in Kombination mit fraktionierter Strahlentherapie sind noch sehr limitiert, allerdings können nach subkutaner Gabe von G-CSF in einer Dosis von 75 µg/Tag, begonnen nach Abfall der Leukozyten unter 3000 µL unter externer Strahlentherapie, das Ausmaß der Leukopenie, die Inzidenz von Fieber und der Antibiotikaverbrauch gesenkt werden (Fushiki u. Abe 1992). Es ist zu beachten, daß in einer großen randomisierten Studie der SWOG, bei der Patienten mit limitiertem kleinzelligen Bronchialkarzinom eine kombinierte Chemo-/Strahlentherapie mit oder ohne GM-CSF erhielten, die Rate an schwerer Thrombozytopenie (< 25000 µL) und kardiovaskulären, pulmonalen und infektiösen Komplikationen in der GM-CSF-behandelten Gruppe erhöht war (Bunn et al. 1992). Eine ähnliche Beobachtung wurde mit G-CSF gemacht, ist also nicht auf GM-CSF beschränkt (Momin et al. 1992). Eine Erklärung für diese Beobachtungen gibt es noch nicht, allerdings könnte die verstärkte Thrombopenie durch die Bestrahlung einer großen Zahl durch CSF-Therapie mobilisierter megakaryozytärer Progenitorzellen beim Durchgang durch die Herzkammern und die Lungengefäße verursacht werden.

Tabelle 3. Häufigere Nebenwirkungen von G-CSF und GM-CSF

Schwere-grad	G-CSF	GM-CSF
Gering	Knochenschmerzen, Erhöhung von Serm-AP und LDH, Anstieg der Harnsäure	Knochenschmerzen, Lethargie, Fieber, Exanthem, Thrombophlebitis, "First dose effect" (Hypoxie, Hypotension), Hypalbuminämie, erhöhte Gamma-GT und AP
Dosis-limitierend	Thrombopenie (selten) Sweet-Syndrom (akute febrile neutrophile Dermatose)	Thrombopenie (selten) Perikarditis, Ödeme

Nebenwirkungen der CSFs

G-CSF

Die häufigste Begleiterscheinung der G-CSF-Gabe ist leichter Knochenschmerz (Tabelle 3). Gelegentlich wurden außerdem eine asymptomatische Splenomegalie, eine milde Alopezie und eine Akzerberation vorbestehender entzündlicher Erkrankungen, z. B. Psoriasis, Vaskulitis, Glomerulonephritis und Arthritis, beobachtet. Die teilweise exzessive Neutrophilie konnte bisher nicht mit Leukostaseerscheinungen in Zusammenhang gebracht werden, obwohl Erhöhungen der LDH, AP und Harnsäure im Serum gemessen wurden. Anti-G-CSF-Antikörper wurden nicht gefunden.

GM-CSF

GM-CSF führt, anders als G-CSF, zu dosislimitierenden toxischen Erscheinungen (Tabelle 3). Bei den empfohlenen Dosierungen von 250 µg/m² sind die häufigsten Begleiterscheinungen lokale Rötungen an der Injektionsstelle, Exantheme, influenzaähnliche Beschwerden mit Fieber, Unwohlsein, Myalgien und Knochenschmerzen. Bei intravenöser Gabe von nichtglykosiliertem GM-CSF wurden nach der ersten Injektion ("first-dose-reaction") vorübergehende Hypoxie und Hypotension beobachtet. Bei sehr hoher Dosierung wurden außerdem Perikarditis, Vorhofflimmern, Pleuraergüsse, Flüssigkeitseinlagerungen und Thromboembolien beschrieben, deren Entstehung wohl durch GM-CSF bedingt war. Einzelne Patienten entwickeln neutralisierende Antikörper, deren klinische Bedeutung unklar ist.

Zukünftige Entwicklungen

Da es trotz der mit Einführung der hämatopoetischen Wachstumsfaktoren in die Therapie erfolgten Intensivierung der Chemotherapie bisher in keiner einzigen randomisierten Studie gelungen ist, die Therapieergebnisse im Hinblick auf Remissionsrate und Remissionsdauer nach Standardchemotherapie signifikant zu verbessern, gehen Bestrebungen dahin, Zytostatika, deren Hauptnebenwirkung die Neutropenie ist, dosiseskalierend einzusetzen. Hierzu zählen Cyclophosphamid, Taxol, Mitoxantrone und Etoposid, bei denen 1,5- bis 3fache Dosiserhöhungen möglich sind, bevor neben der zunehmenden Schwere der Neutropenie eine kumulative Thrombopenie und extramedulläre Toxizitäten dosislimitierend werden. Ob dieses Konzept allerdings in der Form, daß hämopoetische Wachstumsfaktoren im Anschluß an Chemotherapie appliziert werden, Erfolg bezüglich einer erhöhten Heilungsrate bringt, erscheint aufgrund der bisher vorliegenden Daten von Phase-II-Studien mehr als fraglich (Bronchud et al. 1989; Steward et al. 1993; Seidman et al. 1993).

Eine weitere Entwicklung ist der Einsatz von Zytokinen zur Stimulation der Regeneration der Thrombopoese. Eine beschleunigte Regeneration der Thrombozyten wird vor allen Dingen in klinischen Studien mit IL-3 gefunden, wobei noch ungeklärt ist, inwieweit eine IL-3-vermittelte Stimulation der endogenen IL-6 Produktion an diesem Effekt beteiligt ist (Ganser et al. 1990; Biesma et al. 1992; Postmus et al. 1992). Die Applikation von IL-3 nach Chemotherapie zeigte nicht nur eine signifikant raschere Erholung der Thrombozyten-, sondern auch der Granulozytenwerte (Biesma et al. 1992; Postmus et al. 1992). Erste klinische Ergebnisse mit IL-1 (Smith et al. 1993) und IL-6 (Olencki et al. 1992) zeigen ebenfalls eine Stimulation der Thrombozytenregeneration. Weitere vielversprechende Zytokine, mit denen die Regeneration der Thrombopoese beschleunigt werden dürfte, sind LIF (Metcalf et al. 1990) und IL-11 (Paul et al. 1990).

Während in bisherigen klinischen Studien die hämopoetischen Wachstumsfaktoren als Einzelsubstanzen eingesetzt wurden, wird man sie bei komplexeren Störungen zur Stimulation verschiedener Zellreihen der Hämopoese natürlich in Kombinationen verwenden wollen. Präklinische Untersuchungen sind auf diesem Gebiet schon weit gediehen, und die ersten klinischen Studien mit dem sequentiellen Einsatz von IL-3 und GM-CSF sind erfolgversprechend (Ganser et al. 1992; Brugger et al. 1992a, b). Der sequentielle Einsatz von IL-3 und GM-CSF zeigt einen stark stimulierenden Effekt auf Granulopoese und Thrombopoese sowie auf die Mobilisierung hämopoetischer Stammzellen in das Blut, allerdings bleiben noch viele Fragen über Dosierung und zeitliche Abfolge der Applikation offen. Eine weitere Möglichkeit stellt der Einsatz von Fusionsproteinen zwischen verschiedenen Zytokinen dar (Curtis et al. 1991; Weich et al. 1993). So wird bereits das IL-3/GM-CSF-Fusionsprotein (PIXY 123) klinisch geprüft (Vadhan-Raj et al. 1992).

Da die Wachstumsfaktoren nach einer Chemo-/Strahlentherapie nur dann die Regeneration der Hämatopoese beschleunigen können, wenn mindestens 1% der Stammzellen, besser noch 5%, überlebt haben, ist die einsetzbare Intensität der antitumoralen Therapie begrenzt. Eine Alternative, diese Schwierigkeit zu umgehen, bietet die autologe Transfusion von hämopoetischen Stammzellen, die im Blut zirkulieren. Diese peripheren Stammzellen werden durch G-CSF und GM-CSF aus dem Knochenmark in das Blut mobilisiert, aus dem sie mittels einer einfachen Leukapherese gesammelt und anschließend nach entsprechender Aufreinigung kryopräserviert werden können. Gesteigert wird die Ausbeute an Stammzellen noch durch die Kombination von G-CSF und GM-CSF mit dem früher wirkenden Zytokin IL-3 oder Stammzellfaktor (Brugger et al. 1992a, b). Die klinische Bedeutung dieser durch CSF's mobilisierten Stamm-/Progenitorzellen besteht nun darin, daß sie eine außerordentlich hohe regenerative Potenz nicht nur für Granulozyten, sondern auch für Thrombozyten aufweisen, wenn sie den Patienten nach einer ultrahohen Chemo-/Strahlentherapie im Rahmen einer autologen Stammzelltransplantation (PBSCT) retransfundiert werden (Shea et al. 1992; Sheridan et al. 1992). Entsprechende Studien werden allerdings zeigen müssen, ob durch eine dosiseskalierte Chemo-/Strahlentherapie, die durch die PBSCT die Grenze der Hämatotoxizität überschritten hat und an die Grenze anderer Organtoxizitäten angelangt ist, die Remissionsraten und insbesondere das krankheitsfreie Überleben der Patienten verbessert werden können.

Auch wenn immer neue Zytokine gentechnologisch für den klinischen Einsatz hergestellt werden und in Zukunft noch Entwicklungen zur besseren Regeneration der Thrombopoese und der Lymphopoese erwartet werden können, so wird es aber immer vordringlicher, intelligente Zytostatikakombinationen einzusetzen, um nach der jetzt erfolgten Anhebung der limitierenden Hämatotoxizitätsschwelle nicht zu rasch die Schwellen anderer Organtoxizitäten zu erreichen. Dies könnte durch den Einsatz von Zytokinen oder anderen Substanzen, die einen gewissen Organschutz vermitteln, erreicht werden. Ein anderer Einsatzbereich der hämatopoetischen Wachstumsfaktoren wird derzeit bei Leukämien geprüft, nämlich ob durch eine

Kombination der Zytokine mit Zytostatika eine Änderung des Metabolismus der Medikamente und damit eine selektive Elimination der Tumorzellen erreicht werden kann. Schließlich sind diese Wachstumsfaktoren nötig, wenn man sie im Rahmen der Gentherapie angeborener oder erworbener Defekte des lymphohämopoetischen Systems einsetzt.

Literatur

Advani R, Chao NJ, Horning SJ et al (1992) Granulocyte-macrophage colony-stimulating factor (GM-CSF) as an adjunct to autologous hemopoietic stem cell transplantation for lymphoma. Ann Intern Med 116:183–189

Asano S, Masaoka T, Takaku F, Ogawa N (1990) Placebo controlled double blind trial of recombinant human granulocyte colony-stimulating factor for bone marrow transplantation. Jpn J Med 3:317–324

Biesma B, de Vries EGE, Willemse PH (1990) Efficacy and tolerability of recombinant human granulocyte-macrophage colony-stimulating factor in patients with chemotherapy-related leukopenia und fever. Eur J Cancer 26:932–936

Biesma B, Willemse PHB, Mulder NH et al (1992) Effects of interleukin-3 after chemotherapy for advanced ovarian cancer. Blood 80:1141–1148

Bronchud MH, Howell A, Crowther D, Hopwood P, Souza L et al (1989) The use of granulocyte colony-stimulating factor to increase the intensity of treatment with doxorubicin in patients with advanced breast and ovarian cancer. Br J Cancer 60:121–125

Brugger W, Frisch J, Schulz G, Pressler K, Mertelsmann R, Kanz L (1992a) Sequential administration of interleukin-3 and granulocyte-macrophage colony-stimulating factor following standard-dose combination chemotherapy with etoposide, ifosfamide, and cisplatin. J Clin Oncol 10:1452–1459

Brugger W, Bross K, Frisch J, Dern P, Weber B, Mertelsmann R, Kanz L (1992b) Mobilization of peripheral blood progenitor cells by sequential administration of interleukin-3 and granulocyte-macrophage colony-stimulating factor following polychemotherapy with etoposide, ifosfamide, and cisplatin. Blood 79:1193–1200

Bunn PA, Crowley J, Hazuka M, Tolley R, Livingston R (1992) The role of GM-CSF in limited stage SCLC: A randomized Phase III study of the Southwest Oncology Group (SWOG). Proc Am Soc Clin Oncol 11:292 (abstract)

Crawford J, Ozer H, Stoller et al (1991) Reduction by G-CSF of fever and neutropenia induced by chemotherapy in patients with small-cell cancer. N Engl J Med 325:164–170

Curtis BM, Williams DE, Broxmeyer HE et al (1991) Enhanced hematopoietic activity of a human granulocyte/macrophage colony-stimulating factor-interleukin 3 fusion protein. Proc Nat Acad Sci USA 88:5809–5813

de Vries EGE, Biesma B, Willemse PHB, Mulder NH, Stern AC, Aalders JG, Vellenga E (1991) A double-blind placebo controlled study with granulocyte-macrophage colony-stimulating factor during chemotherapy for ovarian carcinoma. Cancer Res 51:116–122

Fushiki M, Abe M (1992) Randomized double-blind controlled study of rhG-CSF in patients with neutropenia induced by radiation therapy. Proc Am Soc Clin Oncol 111:410 (abstract)

Ganser A, Lindemann A, Seipelt G et al (1990) Effect of recombinant human interleukin-3 in patients with normal hematopoiesis and in patients with bone marrow failure. Blood 76:666–676

Ganser A, Lindemann A, Seipelt G et al (1992) Sequential in vivo treatment with two recombinant hematopoietic growth factors (interleukin-3 and granulocyte-macrophage colony-stimulating factor) as a new therapeutic modality to stimulate hematopoiesis: results of a phase I study. Blood 79:2583–2591

Gerhartz HH, Engelhard M, Brittinger G et al (1992) Randomized double-blind placebo-controlled phase III study of recombinant human granulocyte/macrophage colony stimulating factor (rhGM-CSF) as adjunct to induction-treatment of aggressive non-Hodgkin lymphomas. Blood 80, Suppl. 1:73a

Gorin NC, Coiffier B, Hayat M et al (1992) Recombinant human granulocyte-macrophage colony-stimulating factor after high-dose chemotherapy and autologous bone marrow transplantation with unpurged and purged marrow in non-Hodgkin's lymphoma: a double-blind placebo-controlled trial. Blood 80:1149–1157

Groopman JE, Molina JM, Scadden DT (1991) Hematopoietic growth factors. Biology and clinical applications. N Engl J Med 321:1449–1459

Gulati SC, Bennett CL (1992) Granulocyte-macrophage colony-stimulating factor (GM-CSF) as adjunct therapy in relapsed Hodgkin disease. Ann Intern Med 116:177–182

Hamm JT, Schiller JH, Oken MM et al (1991) Granulocyte-macrophage colony-stimulating factor (GM-CSF) in small cell carcinoma of the lung (SCCL): preliminary analysis of a randomized controlled trial. Proc Am Soc Clin Oncol 10:255 (abstract)

Huang S, Terstappen LWMM (1992) Formation of haematopoietic microenvironment and haematopoietic stem cells from single human bone marrow stem cells. Nature 360:745–749

Kotake T, Miki T, Akaza H et al (1991) Effect of granulocyte colony-stimulating factor (rG-CSF) on chemotherapy-induced neutropenia in patients with urogenital cancer. Cancer Chemother Pharmacol 27:253–257

Krantz SB (1991) Erythropoietin. Blood 77:419–434

Lieschke GJ, Burgess AW (1992) Drug therapy: Granulocyte colony-stimulating factor and granulocyte-macrophage colony-stimulating factor. N Engl J Med 327:28–35, 99–106

Link H, Boogaerts MA, Carella AM et al (1992) A controlled trial of recombinant human granulocyte-macrophage colony-stimulating factor after total body irradiation, high-dose chemotherapy, and autologous bone marrow transplantation for acute lymphoblastic leukemia or malignant lymphoma. Blood 80:2188–2195

Maher D, Green M, Bishop J et al (1993) Randomized, placebo-controlled trial of Filgrastim (r-metHuG-CSF) in patients with febrile neutropenia (FN) following chemotherapy (CT). Proc Soc Clin Oncol 12:434 (abstract)

Masaoka T, Moriyama Y, Kato S et al (1990) A randomized, placebo-controlled study of KRN8601 (recombinant human granulocyte colony-stimulating factor) in patients receiving allogeneic bone marrow transplantation. Jpn J Med 3:233–239

McNiece IK, Langley KE, Zsebo KM (1992) Recombinant human stem cell factor synergises with GM-CSF, G-CSF, IL-3 and Epo to stimulate human progenitor cells of the myeloid and erythroid lineages. Exp Hematol 19:226–231

Metcalf D, Nicola NA, Gearing DP (1990) Effects of injected leukemia inhibitory factor on hematopoietic and other tissues in mice. Blood 76:50–56

Momin F, Kraut M, Lattin P, Valdivieso M (1992) Thrombocytopenia in patients receiving chemoradiotherapy and G-CSF for locally advanced non-small cell lung cancer (NSCLC). Proc Am Soc Clin Oncol 11:294 (abstract)

Moore MAS (1991) Clinical implications of positive and negative hematopoietic stem cell regulators. Blood 78:1–19

Nemunaitis J, Rabinowe SN, Singer J et al (1991) Recombinant granulocyte-macrophage colony-stimulating factor after autologous bone marrow transplantation for lymphoid cancer. N Engl J Med 324:1773–1778

Olencki T, Budd GT, Murphy S et al (1992) Phase IA/IB trial of rhIL-6 in patients with refractory malignancy: hematologic and immunologic effects. Blood 80, Suppl 1:89a

Paul SR, Bennett F, Calvetti JA et al (1990) Molecular cloning of a cDNA encoding interleukin-11, a stromal cell-derived lymphopoietic and hematopoietic cytokine. Proc Nat Acad Sci USA 87:7512–7516

Pettengell R, Gurney H, Radfford JA et al (1992) Granulocyte colony-stimulating factor to prevent dose-limiting neutropenia in non-Hodgkin's lymphoma: a randomized controlled trial. Blood 80:1430–1436

Postmus PE, Gietema JA, Damsma O, Biesma B, Limburg PC, Vellenga E, de Vries EGE (1992) Effects of recombinant human interleukin-3 patients with relapsed small-cell lung cancer treated with chemotherapy: a dose-finding study. J Clin Oncol 10:1131–1140

Powles R, Smith C, Milan S et al (1990) Human recombinant GM-CSF in allogeneic bone-marrow transplantation for leukaemia: double-blind, placebo-controlled trial. Lancet 336:1417–1420

Seidman AD, Scher HI, Gabrilove JL et al (1993) Dose-intensification of MVAC with recombinant granulocyte colony-stimulating factor as initial therapy in advanced urothelial cancer. J Clin Oncol 11:408–414

Shea TC, Mason JR, Storniolo AM et al (1992) Sequential cycles of high-dose carboplatin administration with recombinant human granulocyte-macrophage colony-stimulating factor and repeated infusions of autologous peripheral blood progenitor cells: a novel and effective method for delivering multiple courses of dose intensive therapy. J Clin Oncol 10:464–473

Sheridan WP, Begley CG, Juttner CA et al (1992) Effect of peripheral-blood progenitor cells mobilised by filgrastim (G-CSF) on platelet recovery after high-dose chemotherapy. Lancet 339:640–644

Smith JW, Longo DL, Alvord G et al (1993) The effects of treatment with interleukin-1 alpha on platelet recovery after high-dose carboplatin. N Engl J Med 328:756–761

Steward WP, Vreweij J, Somers R et al (1993) Granulocyte-macrophage colony-stimulating factor allows safe escalation of dose-intensity of chemotherapy in metastatic adult soft tissue sarcomas: a study of the European Organization for Research and Treatment of Cancer Soft Tissue and Bone sarcoma Group. J Clin Oncol 11:15–21

Trillet-Lenoir V, Green J, Manegold C et al (1993) Recombinant granulocyte colony stimulating factor reduces the infectious complications of cytotoxic chemotherapy. Eur J Cancer 29A:319–324

Vadhan-Raj S, Papadopoulos N, Burgess A et al (1992) PIXY 321 (GM-CSF/IL-3 fusion protein) reduces chemotherapy (CT-) induced multilineage myelosuppression in patients with sarcoma. Blood 80, Suppl. 1:249a

Weich NS, Tullai J, Guido E et al (1993) Interleukin-3/erythropoietin fusion proteins: in vitro effects on hematopoietic cells. Exp Hematol 21:647–655

Hämatopoetische Wachstumsfaktoren: Neue Aspekte der medikamentösen Therapie des Ovarialkarzinoms

H. G. Meerpohl

Einleitung

Ovarialkarzinome haben eine schlechte Prognose. In den vergangenen 10–15 Jahren wurde schrittweise ein Behandlungskonzept entwickelt, dessen derzeitige Eckpfeiler die standardisierte prä- und intraoperative Diagnostik, die stadienangepaßte chirurgische Therapie sowie die primäre Chemotherapie mit platinhaltigen Therapieregimen sind. Die Behandlungsergebnisse zahlreicher, großer klinischer Studien weisen aus, daß bei fortgeschrittener Erkrankung (Stadium III und IV nach FIGO) unter kontrollierten Bedingungen im Rahmen einer konsequent durchgeführten Primärtherapie Ansprechraten zwischen 50% und 80% erreicht werden können (Omura et al. 1989; Meerpohl et al. 1991; Advanced Ovarian Cancer Trialist Group 1991). Die Stabilisierung der initial hohen Remissionsraten über längere Zeiträume gelingt allerdings nach wie vor zu selten, so daß bei Patientinnen mit fortgeschrittener Erkrankung die Chance 5 Jahre zu überleben derzeit mit etwa 15–25% angenommen werden muß. Die Notwendigkeit, nach weiteren Verbesserungen der Therapie zu suchen ist damit evident.

Nachfolgend werden einige Aspekte diskutiert, unter denen ein rational begründeter Einsatz hämatopoetischer Wachstumsfaktoren im Rahmen der systemischen Therapie des Ovarialkarzinoms klinisch entweder bereits erprobt oder eine Erprobung derzeit diskutiert wird.

Die Standardchemotherapie
beim fortgeschrittenen Ovarialkarzinom

Beim Ovarialkarzinom handelt es sich in der Regel um einen primär chemosensiblen Tumor. Dies gilt weitgehend unabhängig vom histologischen Typ, dem Differenzierungsgrad oder anderen tumorassoziierten Prognosefaktoren. Cisplatin und Carboplatin, die Alkylanzien Cyclophosphamid und Ifosfamid, die Anthrazykline Adriamycin, Epirubicin und Novantron, Etoposid und seit kurzem Paclitaxel (Taxol) gehören zu der nach wie vor begrenzten Gruppe der aktiven Substanzen.

Levin u. Hryniuk postulierten 1987 als Ergebnis einer retrospektiven Analyse von mehr als 30 klinischen Studien, daß für Cisplatin und möglicherweise auch für Cyclophosphamid eine Dosis-Wirkungs-Beziehung zum klinischen Ansprechen eines Tumors sowie zu der zu erwartenden Gesamtüberlebenszeit besteht (Levin u. Hryniuk 1987). Zur vergleichenden Beurteilung der Wirksamkeit der verschiedenen Therapieschemata führten sie den Begriff der Dosisintensität in die Diskussion ein, mit dem die jeweils applizierte Dosis eines Zytostatikums in der Zeit gegenüber einem als "goldener Standard" definierten Therapieschema (Greco-Schema) bewertet werden kann.

Drei prospektiv randomisierte Studien sind bisher publiziert worden, in denen Patientinnen mit unterschiedlichen Dosisintensitäten von Cisplatin behandelt worden sind (Ngan et al. 1989; McGuiere et al. 1991, Kaye et al. 1992). Tabelle 1 faßt das Design und die wesentlichen Ergebnisse der zwei zahlenmäßig größten Studien zusammen (GOG-Trial und Scottish-Trial). In der GOG-Studie differierte die Dosisintensität von Cisplatin und Cyclophosphamid jeweils um den Faktor 2, während die applizierte Totaldosis in beiden Therapiearmen gleichgehalten wurde (8 vs. 4 Behandlungskurse). In der schottischen Studie und in der GOG-Studie wurden bei unterschiedlichen Einschlußkriterien Variable im Testarm verändert: neben der Dosisintensität für Cisplatin wurde auch

Tabelle 1. Randomisierte Therapiestudien: Standarddosis versus Hochdosistherapie mit Cisplatinkombinationen

Studiengruppe	Design	Ergebnis
Gynecologic Oncology Group (GOG) [7]	Stadium III, IV (suboptimal) Cisplatin 50 mg/m^2 Cyclophosphamid 500 mg/m^2 alle 22 Tage (8mal) vs Cisplatin 100 mg/m^2 + Cyclophosphamid 1000 mg/m^2 alle 22 Tage (4mal)	Kein Unterschied im Gesamtüberleben
Scottish Ovarian Cancer Study Group [6]	Stage Ic–IV Cisplatin 50 mg/m^2 + Cyclophosphamid 750 mg/m^2 alle 22 Tage (6mal) vs Cisplatin 100 mg/m^2 + Cyclophosphamid 750 mg/m^2 alle 22 Tage (6mal)	Statistisch signifikante Verlängerung der Überlebenszeit für die High-Dose-Gruppe

die Totaldosis für Cisplatin und das Alkylanz verdoppelt (6 Behandlungskurse in beiden Therapiearmen). Nur in der schottischen Studie konnte ein signifikanter Vorteil für den Therapiearm mit erhöhter Dosisintensität bei gleichzeitig erhöhter Totaldosis beobachtet werden, ohne daß im Augenblick eine überzeugende Erklärung für die unterschiedlichen Ergebnisse beider Studien abgegeben werden kann. Einer weitergehenden klinischen Prüfung erhöhter Einzeldosen von Cisplatin über eine Einzeldosis von 100 mg/m^2 pro Kurs hinaus und damit einer Steigerung der Dosisintensität um mehr als den Faktor 2 gegenüber einer Standardtherapie setzen die insgesamt unakzeptablen Nebenwirkungen des Cisplatins derzeit klare Grenzen. Außerhalb klinischer Studien können im Augenblick Therapieregime mit einer gesteigerten Dosisintensität von Cisplatin nicht empfohlen werden.

Carboplatin ist ein Cisplatinanalogon mit deutlich weniger ausgeprägter Nephro- und Neurotoxizität. Darüber hinaus ist Carboplatin weniger emetogen. Die Myelosuppression ist beim Carboplatin dagegen deutlicher ausgeprägt. Zahlreiche große internationale Studien haben die Wirksamkeit einer Standardkombination unter Einschluß von Cisplatin gegenüber Carboplatinkombinationen untersucht (Meerpohl et al. 1991; Albert et al. 1992; Swenerton et al. 1992). Ein signifikanter therapeutischer Nachteil konnte weder in bezug auf die Remissionsinduktion (pCR-Rate) noch für das Gesamtüberleben bei den Patientinnen beobachtet werden, die mit äquieffektiven Dosierungen einer Carboplatinkombination behandelt wurden. Diese Ergebnisse wurden kürzlich durch eine umfangreiche Metaanalyse gestützt, in der die Daten von über 2000 Patientinnen aus 11 klinischen Studien ausgewertet wurden (AOCTG 1991) (Advanced Ovarian Cancer Trialist Group 1991). Bei weitgehend gleicher Wirksamkeit, aber einem deutlich günstigeren Toxizitätsspektrum im Rahmen der konventionellen Dosierung kann Carboplatin heute für den Einsatz im Rahmen der Primärtherapie anstelle von Cisplatin empfohlen werden. Darüber hinaus ist diese Substanz besser für eine Erprobung in Dosiseskalationsstudien geeignet.

Chemoresistenz und Dosiseskalation beim Ovarialkarzinom

Auch das vollständige Verschwinden von Tumoren unter einer Zytostatikatherapie ist in vielen Fällen leider nicht gleichzusetzen mit einer Kuration. Das Vorhandensein einer primären oder die Induktion einer sekundären Chemoresistenz stehen als bedeutsame Faktoren einer Kuration aus der Sicht der Chemotherapie entgegen. Zellkinetische Aspekte in Abhängigkeit von der Tumorgröße sowie das erstmals von Goldie u. Coldman diskutierte Auftreten zytogenetischer Veränderungen im

Verlauf des Tumorwachstums begründen wesentlich unser aktuelles Verständnis vom Auftreten einer Chemoresistenz (Skipper 1967; Goldie u. Coldman 1979). Die klinischen Erfahrungen beim Ovarialkarzinom zeigen, daß nach Abschluß einer Primärtherapie unter Einschluß platinhaltiger Substanzen nur in Ausnahmefällen mit einer Zweit- oder Drittchemotherapie längerfristige Remissionen zu induzieren sind. Eine zumeist unter der Primärtherapie auftretende Resistenz gegenüber der Mehrzahl der aktiven Zytostatika engt den therapeutischen Spielraum in hohem Maße ein.

Die pharmakologische Durchbrechung einer bestehenden Chemoresistenz oder deren Überwindung durch eine bereits initial erhöhte Dosierung aktiver Zytostatika z. B. mit Hilfe hämatopoetischer Wachstumsfaktoren und/oder einer autologen Stammzelltherapie, sind aktuell diskutierte Behandlungsstrategien, um dieses Ziel zu erreichen.

Die bisher vorliegenden Erfahrungen mit einer Dosisintensivierung von Carboplatin bei der Primärbehandlung des Ovarialkarzinoms werden nachfolgend etwas genauer betrachtet.

Optimierung der Standardtherapie oder „How much less is worse"

Die dosislimitierende Nebenwirkung der meisten beim Ovarialkarzinom aktiven Zytostatika einschließlich des Carboplatins ist die Myelosuppression. Die Myelosuppression erhöht das infektiöse Morbiditätsrisiko sowie das Risiko hämorrhagischer Komplikationen und führt häufig dazu, daß die geplante Standarddosierung eines Zytostatikums oder einer Kombinationstherapie nicht im vorgesehenen Zeitrahmen appliziert werden kann. Die Folge ist entweder eine Dosisreduktion am Tage der geplanten Therapie oder eine Verlängerung des therapiefreien Intervalls, beides Maßnahmen die sich als Reduktion der geplanten Dosisintensität auswirken. In welchem

Tabelle 2. Randomisierte Therapiestudie der German Ovarian Cancer Study Group (GOCA): Geplante vs gegebene Dosierung der Chemotherapie

Zyklen	Carboplatin/CTX [%]	Cisplatin/CTX [%]	Alle [%]
6 Zyklen (> 0,9 Dosis)	56	63	59
6 Zyklen (< 0,9 Dosis)	19	8	14
4–5 Zyklen	10	10	10
< 4 Zyklen	15	18	17
Patientinnen	82	77	159

Ausmaß unter den kontrollierten Bedingungen einer klinischen Studie die Reduzierung der geplanten Dosisintensität einer platinhaltigen Standardtherapie erfolgt, ist bisher nur unzureichend untersucht worden. Wir haben hierzu die Daten bei Patientinnen mit einem Ovarialkarzinom der Stadien III und IV nach FIGO analysiert, die im Rahmen einer randomisierten Studie der German Ovarian Cancer Study Group (GOCA) mit einer Standardkombination Cisplatin (80 mg/m^2) und Cyclophosphamid (1000 mg/m^2) oder vergleichend dazu mit der Kombination Carboplatin (350 mg/m^2) und Cyclophosphamid (600 mg/m^2) therapiert wurden. In beiden Therapiearmen war die Applikation von 6 Behandlungskursen im Abstand von 28 Tagen geplant. Die Analyse unserer Daten zeigt, daß von insgesamt 156 Patientinnen in beiden Therapiearmen lediglich 94 Patientinnen (entsprechend 59%) mehr als 90% der geplanten Dosis erhalten haben (Tabelle 2). Ausschlaggebend für die Reduktion der Dosis war neben anderen Gründen eine am jeweiligen Therapietag persistierende Myelosuppression, die unter Carboplatin erwartungsgemäß häufiger nachzuweisen war als im Vergleichsarm mit Cisplatin.

Zahlreiche randomisierte, plazebokontrollierte Studien haben bei unterschiedlichen Tumoren gezeigt, daß sowohl der Granulozyten-Kolonien-stimulierende-Factor (G-CSF) als auch der Granulozyten-Makrophagen-CSF (GM-CSF) bei einer Standardchemotherapie sehr effektiv das Ausmaß und den Zeitraum einer therapiebedingten Myelosuppression verkürzen können. Für Patientinnen mit fortgeschrittenem Ovarialkarzinom konnten de Vries et al. (1991) in einer plazebokontrollierten Doppelblindstudie zeigen, daß bei einer Kombinationstherapie von Carboplatin (300 mg/m^2) und Cyclophosphamid (750 mg/m^2) mit der subkutanen Gabe von GM-CSF an den Tagen 6–12 der Schweregrad der induzierten Neutro- und Thrombopenie signifikant vermindert werden konnte. Ob allerdings neben dem supportiven Aspekt den betroffenen Patientinnen durch die Gabe von G-CSF oder GM-CSF ein relevanter therapeutischer Vorteil dadurch erwächst, daß die geplante Dosisintensität einer Standardchemotherapie auch de facto appliziert werden kann, ist bisher noch nicht gezeigt worden und muß bei der unter den geschilderten Bedingungen insgesamt geringfügigen Anhebung der Dosisintensität auch bezweifelt werden.

Außerhalb klinischer Studien sollten hämatopoetische Wachstumsfaktoren daher zur Zeit unter dem Aspekt der Optimierung der Standardtherapie nur mit sehr strenger Indikation eingesetzt werden.

Dosiseskalation von Zytostatika bis zweifach über Standardtherapie oder „How much more is better"

Das Konzept der Eskalation der Dosisintensität mit Hilfe hämatopoetischer Wachstumsfaktoren wird derzeit nicht nur beim Ovarialkarzinom, sondern u. a. auch beim Mammakarzinom, den Keimzelltumoren und zahlreichen hämatologischen Erkrankungen zum Teil bereits in randomisierten Studien erprobt.

Für das Ovarialkarzinom untersuchte eine kanadische Arbeitsgruppe in 2 Phase-I-Studien die Dosiseskalation von Carboplatin zusammen mit oder ohne Cyclophosphamid bei nicht vorbehandelten Patientinnen (Rusthoven et al. 1991). Der Wachstumsfaktor rHuGM-CSF wurde in einer Dosierung von 10 µg/kg subkutan an den Tagen 2–11 appliziert. Das therapiefreie Intervall war auf 21 Tage festgelegt. Bei insgesamt 22 Patientinnen erwies sich eine frühzeitig auftretende, massiv ausgeprägte Thrombozytopenie als die dosislimitierende Nebenwirkung bei einer Dosierung von maximal 600 mg/m² Carboplatin. Bei einem Intervall von 3 Wochen und 3–6 Behandlungskursen waren eine Dosis von 500 mg/m² Carboplatin als Monotherapie oder in Kombination mit 600 mg/m² Cyclophosphamid die maximale Dosierung. Die relative Dosisintensität konnte mit diesem Protokoll maximal um den Faktor 2,2 gegenüber einem Standardprotokoll gesteigert werden.

Die Beobachtung, daß der Einsatz hämatopoetischer Wachstumsfaktoren auch die Dauer einer Myelosuppression unter einer Standardtherapie verkürzen kann, eröffnet weitere Möglichkeiten. Neben der Eskalation der Einzeldosis pro Kurs kann eine Steigerung der Dosisintensität auch über eine Verkürzung des therapiefreien Intervalls zwischen den Therapiekursen erreicht werden.

Die GOCA hat in 2 Phase-II-Pilotstudien das Konzept der Intervallverkürzung verfolgt. Die folgende Übersicht zeigt das Studiendesign der beiden Studien.

Design der GOCA Pilotstudien 1 und 2: Eskalation der Dosisintensität (DI) durch Verkürzung des therapiefreien Intervalls

Pilot 1: Carboplatin 350 mg/m²
Cyclophosphamid 600 mg/m²
+ G-CSF Tag 11–19
Intervallverkürzung: Tag 28 → 21
Anzahl Kurse: 6

Pilot 2: Carboplatin 420 mg/m^2
+ G-CSF Tag 11–19
Intervall: 21 Tage
Anzahl Kurse: 5

In Pilotstudie 1 wurde die Kombination Carboplatin (350 mg/m^2) und Cyclophosphamid (600 mg/m^2) in jeweils fixer Dosierung über maximal 6 Kurse appliziert und dabei schrittweise die Therapieintervalle von 28 auf 21 Tage verkürzt. Während Leuko- und Granulozytopenie unter der Gabe von G-CSF gut kontrolliert werden konnten, war auch bei diesem Protokoll die Thrombopenie der limitierende Faktor für eine weitergehende Verkürzung des therapiefreien Intervalls. Die Dosisintensität konnte bei insgesamt 9 ausgewerteten Patientinnen mit > 3 Behandlungskursen im Mittel um den Faktor 1,2 in der Dosisintensität gegenüber der Standardtherapie gesteigert werden. In der Pilotstudie 2 wurden Carboplatin als Monotherapie mit 420 mg/m^2 alle 21 Tage sowie 5 µg/kg KG G-CSF subkutan als supportive Therapie von Tag 11–19 gegeben. Die geplante Dosisintensität wurde mit dem Faktor 1,7 gegenüber der Standardtherapie (Carboplatin 350 mg/m^2 alle 28 Tage) berechnet. Bei insgesamt 18 Patientinnen wurden 78 Behandlungskurse analysiert. Erneut erwies sich die Thrombozytopenie als dosislimitierend. Bei der Analyse der Pilotstudien wird deutlich, daß in der Pilotstudie 2 bereits nach 3 Behandlungskursen bei > 70% aller Patientinnen die geplante Therapie nicht zeitgerecht fortgesetzt werden konnte.

Zusammenfassend zeigen unsere eigenen Erfahrungen, daß Carboplatin aufgrund seines relativ günstigen Toxizitätsspektrums grundsätzlich besser als Cisplatin für eine Steigerung der Dosisintensität geeignet ist. Durch die Gabe der hämatopoetischen Wachstumsfaktoren G-CSF oder GM-CSF kann die kumulative Suppression der neutrophilen Granulozyten sicher vermieden werden. Dosislimitierend ist, unabhängig vom gewählten Procedere bei der Gabe der Zytostatika, die Thrombozytopenie, die im Gegensatz zur Neutropenie mit den derzeit verfügbaren Faktoren nicht oder nur unzureichend kompensiert werden kann. Solange hier noch keine effektive Therapie zur Stimulation der Thrombozyten zur Verfügung steht, kann das Konzept der begrenzten Eskalation der Dosisintensität mit Hilfe hämatopoetischer Faktoren nicht im Rahmen von Phase-III-Studien gegenüber einer Standardtherapie geprüft werden. Die Ergebnisse von Studien mit Interleukin 3 (IL-3), IL-3 und GM-CSF sowie mit Interleukin-1-α müssen hierzu abgewartet werden.

Literatur

Advanced Ovarian Cancer Trialist Group (1991) Chemotherapy in advanced ovarian cancer. An overview of randomized clinical trials. Br med J 303:1021–1027

Albert DS, Green S, Hannigan EV et al (1992) Improved therapeutic index of carboplatin plus cyclophosphamide versus cisplatin plus cyclophosphamide. Final report by the Southwest oncology group of a phase III randomized trial in stage III (suboptimal) and IV ovarian cancer. J Clin Oncol 10:706–717

Goldie JH, Coldman AJ (1979) A mathematic model for relating the drug sensitivity of tumors to their spontaneous mutation rate. Cancer Treatment Reports 63:1727–1733

Kaye SB, Lewis CR, Paul et al (1992) Randomized study of two doses of cisplatin with cyclophosphamide in epithelial ovarian cancer. Lancet 340:329–333

Levin L, Hryniuk WM (1987) Dose intensity analysis of chemotherapy regimens in ovarian carcinoma. J Clin Oncol 5:756–767

McGuire WP, Hoskins WJ, Brady MS et al (1991) A phase III trial of dose intense versus standard dose cisplatin and cytoxan in advanced ovarian cancer. Proc Third Int Gynecol Cancer Soc 35

Meerpohl HG, Sauerbrei W, Kühnle H et al (1991) Cyclophosphamide/carboplatin versus cyclophosphamide/cisplatin in patients with small volume stage III/IV ovarian cancer (<2 cm): an interim report by the Germany Ovarian Cancer Study Group (GOCA). Proc Third Int Gynecol Cancer Soc (abstr.)

Ngan HYS, Choo YC, Cheans M et al (1989) A randomized study of high dose versus low dose cisplatinum combined with cyclophosphamide in the treatment of advanced ovarian cancer. Chemotherapy 35:221–227

Omura GA, Bundy BN, Berek JS et al (1989) Randomized trial of cyclophosphamide plus cisplatin with or without doxorubicin in ovarian carcinoma: A Gynecologic Oncology Group Study. J Clin Oncol 7:457–465

Rusthoven J, Levin L, Eisenhauer, E, Mazurka J et al (1991) Two phase I studies of carboplatin dose escalation in chemotherapy-naive ovarian cancer patients supported with granulocyte-macrophage colony-stimulating factor. J Natl Cancer Inst 83:1748–1753

Skipper HE (1967) Criteria associated with destruction of leukemia and solid tumor cells in animals. Cancer Research 27(1):2636–2645

Swenerton K, Fraser R, Stuart G et al (1992) Cisplatin-Cyclophosphamide versus carboplatin-cyclophosphamide in advanced ovarian cancer: A randomized phase III study of the National Cancer Institute of Canada Clinical Trials Group. J Clin Oncol 10:718–726

de Vries E, Biesma B, Willemse PHB, Mulder NH et al (1991) A double blind placebo-controlled study with granulocyte-macrophage colony-stimulating factor during chemotherapy for ovarian carcinoma. Cancer Research 51:116–122

In vitro Testung von Zytokinen beim Ovarialkarzinom und Vorstellung neuer immuntherapeutischer Ansätze

T. BAUKNECHT

Trotz intensiver therapeutischer Maßnahmen ist die Prognose des fortgeschrittenen Ovarialkarzinoms unvermindert schlecht. Die Suche nach in ihrem Wirkspektrum neuen Therapieansätzen und individuelle Therapiemodalitäten müssen weiter intensiviert werden.

Die Beobachtungen hereditärer und sporadischer Formen, früher und fortgeschrittener Stadien, Unterschiede in der Ausbreitung (intra- mit und ohne retroperitoneale Aussaat) sowie unterschiedlich aggressive Verläufe lassen die Existenz verschiedener Tumorentitäten mit einer Dysfunktion mehrerer Gene (Gengruppen) vermuten, die eine unterschiedliche Therapie erfordern.

Durch zytogenetische und molekulargenetische Analysen konnten wir mehrere chromosomale Aberrationen entdecken, die spezifisch für das Ovarialkarzinom sind. Involviert sind 11p, 17p, 17q Regionen und ein 19p+ Markerchromosom mit chromosomalem Material unbekannter Herkunft. Durch die Anwendung neuer molekularzytogenetischer In-situ-Hybridisierungstechniken sollen diese Regionen und evtl. noch weitere unbekannte chromosomale Regionen näher eingegrenzt werden, mit dem Ziel, die spezifischen Gene zu lokalisieren. Durch den Nachweis involvierter Gene wäre es möglich, differenzierte Therapiekonzepte zu entwickeln. Weiterhin könnten Risikopatienten bei familiärer Belastung durch Linkage-Analysen diagnostiziert und effektive Screeninganalysen durchgeführt werden.

Die molekularbiologischen Genanalysen haben uns gezeigt, daß beim Ovarialkarzinom eine Vielzahl unterschiedlicher Gengruppen aktiviert sein können. Vor allem mitogene Signalketten haben über die Steuerung von Transkriptionsfaktoren eine pleiotrope Wirkung mit tumorbiologischer Relevanz. So wird z. B. die Expression verschiedener Gene, deren Produkte phänotypische Eigenschaften wie Proliferation, Angiogenese oder Resistenz kontrollieren, durch mitogene Signale beeinflußt, so daß die exogene Gabe von Zytokinen den Phänotyp nachhaltig beeinflussen könnte. Im Rahmen der Chemotherapie unter Zytokinsupport stellt sich daher die Frage, inwieweit bereits prätherapeutisch die Sensitivität und das Ansprechen von Tumoren gegenüber einer Zytokinexposition analysiert werden kann. Das mRNA-Zytokinsignal des M-CSF wird zusammen mit dem korrespondierenden Rezeptor M-CSF R (cFMS) in nahezu allen Gewebeproben von Ovarialkarzinomen gefunden, wobei ca. 50% der Tumoren eine hohe Signalstärke aufweisen. Differenzierte molekulare und morphologische Untersuchungen zeigen, daß neben den Makrophagen tatsächlich auch Tumorzellen über die M-CSF-Signalkette verfügen. Beim Ovarialkarzinom lassen sich noch weitere Zytokinsignalketten, u.a. IL-1, Il-2, Il-3, Il-6, G-CSF und wahrscheinlich auch GM-CSF nachweisen. Somit ist damit zu rechnen, daß jedes Ovarialkarzinom neben den klassischen Wachstumsfaktoren wie TGF_a/EGF, IGF etc. konstitutiv verschiedene hämatopoetische Zytokinsignalwege exprimiert.

Eine der zentralen Schaltstellen der Signalverarbeitung ist die Induktion von Transkriptionsfaktoren, welche die Expression nachgeordneter Gene regulieren. Die Transkriptionsfaktoren JUN/FOS werden durch die meisten Zytokine transient exprimiert. Untersucht man die zytokininduzierte JUN/FOS-Genaktivität und vergleicht damit die Proliferationsrate, so findet man eine Übereinstimmung in 100%. Die Ovarialkarzinomzellinie BG-1 weist bezüglich der Induzierbarkeit von JUN sowie der Proliferationskinetik auf die Signale G-CSF, M-CSF keine, auf IL-6 eine geringe, auf IL-1a dagegen eine hohe

Sensitivität auf. Eine andere Zellinie, Hey, wird durch G-CSF stark stimuliert, während SKOV3 eine Mittelstellung einnimmt. Aufgrund der hohen Korrelation zwischen der JUN-Expression und dem Proliferationsverhalten kann das einfach zu analysierende JUN-Signal allein als Sensitivitätsmarker benutzt werden. Zur Zeit überprüfen wir diesen In-vitro-Ansatz an Tumorexplantaten operierter Ovarialkarzinome und vergleichen die Ergebnisse mit dem klinischen Verlauf unter Zytokinsupport.

Eines der Hauptprobleme in der Therapie des Ovarialkarzinoms ist aber die Verfügbarkeit einer effektiven Second-line-Behandlung. Ein vielversprechender Ansatz ist die Einbeziehung der hohen zytotoxischen Leistungsfähigkeit der zellvermittelten Immunität. Dabei werden unter Vermittlung des B-Zellsystems bispezifische Antikörper angewendet. Eine erste Generation von bispezifischen (bs-AK) Antikörpern ist als $F(ab')_2$-Fragment verfügbar, das einerseits gegen Epitope des CD3-Protein des T-Zellrezeptors, andererseits gegen ein Tumor assoziiertes Antigen (TAA) gerichtet ist. Die Armierung des AK an das CD3-Protein von $CD8^+$ oder $CD4^+$-Zellen aktiviert deren zytotoxische Kapazität, durch die Spezifität des zweiten Arms gegen ein TAA wird der Tumor spezifisch erkannt. Als ein für das Ovarialkarzinom spezifisches TAA kommt hierfür am ehesten das MOV18-Antigen in Betracht, ein Folat bindendes Oberflächenprotein, das vorwiegend bei serösen Ovarialkarzinomen gefunden wird. Der Vorteil dieses Therapieansatzes liegt darin, daß alle armierten Lymphozyten durch die tumorspezifische Erkennungssequenz als spezifische CTL's agieren. In gleicher Weise können bs-AK auch gegen andere tumorassoziierte Antigene hergestellt werden, wie dies für eine Reihe von Glykoproteinen schon gezeigt werden kann. Der Nachweis des vom Tumor präsentierten TAA's erfolgt immunhistochemisch. Durch die In-vitro-Propagierung von Ovarialkarzinomen und der Expandierung autologer Lymphozyten kann die zytotoxische Aktivität der bs-AK armierten Lymphozyten in der Zellkultur getestet und mit den Ergebnissen einer Phase-I/II-Studie verglichen werden. Erste Pilotstudien an ca. 20 Patientinnen zeigten nach der Behandlung in 6 Fällen eine Remission (pers. Mitteilung). Durch eine größer angelegte Studie muß die Wirksamkeit und die Effektivität dieses Therapieansatzes überprüft werden.

Die vorgestellten Projekte versuchen die komplexe Erkrankung des Ovarialkarzinoms durch molekulargenetische und molekularbiologische Ansätze besser zu verstehen, um dann daraus ein differenziertes Vorgehen in der Primärbehandlung abzuleiten sowie neue Wege für eine effektive second line Therapie durch Einbeziehung der eigenen zytotoxischen Zellaktivität zu finden.

Zytokine zur Therapie maligner Ergüsse

M. Kaufmann, E.-M. Grischke, H. Schmid,
G. v. Minckwitz und U. Räth

Einleitung

Maligne Ergüsse stellen seit jeher ein therapeutisches Problem dar, da in kurzen Zeitabständen wiederholte Punktionen erforderlich sind, die neben der psychischen Belastung für den Patienten einen hohen Eiweiß- und Elektrolytverlust bedeuten. Unter den Substanzen, die für eine locoregionäre Therapie maligner Ergüsse eingesetzt werden können, stellen Zytokine eine Substanzklasse dar. Neben Interferon erwies sich insbesondere die Applikation von menschlichem rekombinantem Tumornekrosefaktor TNF-α (2), der seit 1984 gentechnisch (Fa. Knoll AG, Ludwigshafen) hergestellt werden kann, als effektiv (Grischke et al. 1991; Kaufmann et al. 1990a, b; Räth et al. 1991). Inzwischen liegen uns Erfahrungen im Einsatz von TNF-α nicht nur zur Behandlung von malignem Aszites, sondern auch bei der Behandlung maligner Pleuraergüsse vor.

Die im folgenden zusammengestellten Daten ermöglichen eine Übersicht über bisher gewonnene Erfahrungen beim Einsatz von TNF-α zur palliativen intraperitonealen Aszitestherapie beim Ovarialkarzinom, aber auch bei Mamma-, Korpus-, Zervix- und gastrointestinalen Karzinomen. Im weiteren werden Ergebnisse mit einer intrapleuralen Therapie beim Mammakarzinom vorgestellt sowie mögliche Kombinationstherapien in Form einer intraperitonealen Verabreichung von TNF-α mit Cisplatin, aber auch mit Interferonen.

TNF zur palliativen intraperitonealen Therapie beim malignen Aszites

Über Erfahrungen in der Therapie des malignen Aszites mit TNF- kann bei insgesamt 59 Patientinnen berichtet werden. Bei 32 Patientinnen lag ein Ovarialkarzinom als Grunderkrankung vor, bei weiteren 27 Patientinnen handelte es sich um Mamma-, Korpus-, Zervix-, Magen-, Leber-, Pankreas- und kolorektale Karzinome (Tabelle 1 und 2). In der Gruppe der Patientinnen mit Ovarialkarzinom war bei fast allen Patientinnen (29 von 32) eine intravenöse Cisplatintherapie erfolgt, 16 Patientinnen waren bereits intraperitoneal chemotherapeutisch mit Cisplatin, Mitoxantron oder Mitomycin C vorbehandelt. Auch das Kollektiv mit Aszitesbildung auf dem Boden anderer Malignomerkrankungen war – wie in Tabelle 2 aufgelistet – bereits multipel vorbehandelt, so daß es sich auch hier um eine Palliativsituation handelte.

Im Gesamtkollektiv der 59 behandelten Patientinnen wurden insgesamt 136 Einzelapplikationen von TNF-α durchgeführt. Alle Patientinnen erhielten im Minimum 1, im Maximum 3 Applikationen, wobei der Median bei 2 Behandlungen lag zur Erreichung der im folgenden aufgeführten Ansprecharten. TNF wurde dazu in einer Dosierung von 0,02 bis 0,14 mg/m^2 appliziert; 58mal wurde dabei eine Dosierung von 0,08 mg/m^2 verabreicht, in 56 Fällen 0,14 mg/m^2. Nach Ablassen des Aszites wurde TNF in 250 ml bis 1000 ml 0,9%iger NaCl-Lösung unter Zusatz von 20%igem Humanalbumin gelöst und intraperitoneal infundiert.

Bezüglich der Aszitesbildung konnte in der Gruppe der Patientinnen mit Ovarialkarzinom in 27 der 32 Fälle (84%) eine komplette bzw. eine partielle Remission der Aszitesbildung erreicht werden. Unter einer partiellen Remission wurde eine Aszitesrestmenge unter 400 ml ohne Progression definiert. Das Gesamtüberleben der Patientinnen reichte von 6 bis 62 Wochen, wobei das mittlere Überleben bei 19 Wochen lag. Bei 5 Patientinnen konnte die Aszitesbildung therapeutisch nicht

Tabelle 1. TNF zur palliativen intraperitonealen Therapie beim Ovarialkarzinom. Patientencharakteristik (n = 32 Patienten)

Alter (Jahre) median	56 (27–80)
Vortherapien mit Cisplatin i.v.	29
Intraperitoneale Chemotherapien mit Cisplatin	5
Mitoxantron	10
Mitomycin C	1

Tabelle 2. TNF zur palliativen intraperitonealen Therapie bei Mamma- (n = 7), Korpus- (n = 1), Zervix- (n = 1), Magen- (n = 6), Leber- (n = 1), Pankreas- (n = 4) und kolorektalen (n = 7) Karzinomen. Patientencharakteristik (n = 27 Patienten)

Männer		14
Frauen		13
Alter (Jahre) median		56 (27–80)
Vortherapien:	Operation	24
	Bestrahlung	3
	Chemotherapie i.v.	22
	Chemotherapie i.p.	4
	nur Chemotherapie	3

beeinflußt werden, wobei es sich in 2 Fällen jeweils um muzinöse Karzinome handelte. Die mittlere Überlebenszeit betrug in dieser Gruppe nur 9 Wochen.

Ähnliche Ergebnisse bezüglich des Ansprechens in der Behandlung des malignen Aszites konnte in der heterogenen Gruppe von 27 Patientinnen mit verschiedenen Karzinomarten erreicht werden. Hier zeigte sich ein Ansprechen im Sinne einer kompletten bzw. partiellen Remission bei 20 der 27 Patientinnen (74%). Das Überleben betrug im Minimum 6, im Maximum 24 Wochen, bei einer mittleren Überlebenszeit von 11 Wochen. Bei 7 Patientinnen (26%) konnte die Aszitesbildung therapeutisch nicht beeinflußt werden. An Nebenwirkungen fanden sich die für Zytokine typischen Erscheinungen, wie Kopf- und Gliederschmerzen, Fieber, Schüttelfrost sowie allgemeines Krankheitsgefühl. In keinem Falle trat dabei jedoch eine Intensität nach WHO-Grad-IV auf. Eine Ausprägung nach WHO-Grad-III zeigte sich nur bezüglich des Symptomes Schüttelfrost in 12% bei insgesamt 193 auswertbaren Applikationen, in 1% bezüglich des Symptomes Fieber und in 1% bezüglich der Symptome Übelkeit, Erbrechen. Die Verabreichung einer supportiven Medikation im prophylaktischen Sinne mit Indometacin 100 mg als Suppositorium bzw. Pethidin 50 mg i. v. oder intraperitoneal, begleitend zur TNF-Gabe, ließen die Nebenwirkungen vermeiden bzw. rasch beseitigen.

TNF-α erwies sich damit als effektive Substanz in der palliativen Behandlung des malignen Aszites, wobei die höchsten Responseraten bei Vorliegen eines Ovarialkarzinoms erreicht werden konnten.

TNF-α zur palliativen intrapleuralen Therapie beim metastasierenden Mammakarzinom

Analog der Erfahrungen mit malignem Aszites, wurde TNF auch zur Behandlung maligner Pleuraergüsse eingesetzt.

Für die im folgenden aufgelisteten Ergebnisse wurden 24 Patientinnen mit metastasiertem Mammakarzinom intrapleural mit TNF-α behandelt. Das mediane Alter der Patientinnen betrug 56 Jahre. Bei nur 3 Patientinnen lag eine alleinige Pleurametastasierung vor. Die übrigen 21 Patientinnen hatten neben einer Metastasierung im Pleurabereich eine gleichzeitige Metastasierung im Bereich von Lunge, Weichteilgewebe oder Knochen, wobei 7 Patientinnen außer dem Pleuraerguß bereits eine multiple Metastasierung aufwiesen. Bei 5 Patientinnen war ein Pleurabefall beidseits bekannt.

Es war Voraussetzung, daß eine Hormon- oder Chemotherapie erst nach mehr als 4 Wochen nach TNF-Applikation begonnen wurde bzw. eine Therapie dieser Art bereits mehr als 4 Wochen zuvor begonnen wurde, so daß die Ergußbildung darunter aufgetreten war. Damit konnte ein Therapieeffekt

Tabelle 3. TNF zur palliativen intrapleuralen Therapie beim Mammakarzinom. Applikationen (n = 24 Patienten), Technik: Nach maximaler Ergußpunktion ggf. an 2 Tagen TNF in 20 ml 0,9% NaCl mit Humanalbumin

Applikationen (n):	gesamt	57
	median	2 (1–3)
Dosierung TNF	(mg/m^2)	0,08–0,14
Applikationen mit	0,08 mg/m^2	16
	0,14 mg/m^2	41

Tabelle 4. TNF zur palliativen intrapleuralen Therapie beim Mammakarzinom (n = 24)

	[n]	[%]	Mediane Dauer [Wochen] bis Progress
CR[a] (+)	10	(42)	16+
PR[b]	6	(25)	11
NC/P	8	(33)	5

[a] CR+: 8/10.
[b] Kammerungen: 4/6.

anderer Behandlungsformen auf die Ergußbildung ausgeschlossen werden.

Analog den Ergebnissen bei der Aszitesbehandlung waren zur Erreichung der maximalen Wirkung mindestens 1, maximal aber 3 Applikationen erforderlich. Im Mittel waren auch hier 2 Behandlungszyklen ausreichend. Die TNF-Dosierung betrug 0,08 bis 0,14 mg/m^2 (Tabelle 3). Angestrebt wurde eine maximale Entlastung ggf. an 2 Tagen bei großer Ergußmenge. TNF wurde in 20 ml 0,9%iger NaCl-Lösung unter Zusatz von Humanalbumin appliziert.

Mit dieser Behandlung konnte eine komplette Remission bei 10 Patientinnen und damit in 42% erreicht werden, wobei bei 8 der 10 Patientinnen dieser Zustand über 16 Wochen anhielt. Eine partielle Remission konnte bei 6 Patientinnen und damit in 25% erreicht werden. Hierbei kam es allerdings in 4 Fällen zur Kammerung (Tabelle 4). Kein Ansprechen der Behandlung fand sich bei 8 Patientinnen (33%).

Bei gleichem Nebenwirkungsspektrum – verglichen mit der Aszitesbehandlung – konnte bei der Behandlung des malignen Pleuraergusses beim Mammakarzinom eine Ansprechrate von 67% erreicht werden, die damit jedoch unter den Ansprechraten bei der Behandlung des malignen Aszites mit TNF-α lag.

Kombinationstherapie in Form einer intraperitonealen (i.p.) Verabreichung von TNF-α mit Cisplatin als Salvagetherapie beim rezidivierten Ovarialkarzinom mit Aszites

Da sich TNF-α als effektive Substanz zur Behandlung des malignen Aszites – insbesondere beim Ovarialkarzinom erwies, eine direkte Wirkung auf solide Tumormassen jedoch vermissen ließ, schien es sinnvoll zu überprüfen, ob durch Zugabe eines geeigneten Kombinationspartners zu TNF ein weiteres tumorspezifisches Ansprechen erreicht werden kann. Deshalb war eine wesentliche Überlegung TNF-α in Kombination mit Cisplatin intraperitoneal einzusetzen.

Eine kleine Gruppe von 7 Patientinnen, die alle postoperativ Cisplatin oder Carboplatin i.v. erhalten hatten, wurden mit einer Kombination, bestehend aus 0,14 mg/m^2 TNF-α und 100 mg/m^2 Cisplatin intraperitoneal behandelt, nachdem eine Tumorprogression mit Aszitesbildung aufgetreten war. Insgesamt waren 24 Einzelapplikationen erfolgt, wobei die Patientinnen mindestens 2, maximal 5 Einzeltherapien erhielten. Im Median waren 3 Applikationen verabreicht worden.

Bei allen 7 Patientinnen kam es zu einer kompletten bzw. partiellen Remission des Aszites, bei 4 Patientinnen konnte ein Ansprechen solider Tumoranteile im Sinne einer partiellen Remission verzeichnet werden. Das Gesamtüberleben betrug im Mittel 62 Wochen, wobei in einem Falle noch anhaltend bereits ein Gesamtüberleben von 134 Wochen besteht (Tabelle 5).

Tabelle 5. Ansprechen des Aszites CR/PR 7, ansprechen solider Tumoranteile PR 4

Überleben (Wochen) median		62 (8–134+)
Applikationen [n]:	TNF/Cisplatin i.p.	24
	median	3 (2–5)
Dosierung	TNF (mg/m^2)	0,14
	Cisplatin (mg/m^2)	100

Bezüglich der Nebenwirkungen ist auch hier zu verzeichnen, daß es in keinem Falle zu Toxizitätserscheinungen in einer Ausprägung nach WHO-Grad-IV kam. Fieber und Schüttelfrost traten in einem Ausmaß von WHO-Grad-III in 15% auf und entsprachen damit den Nebenwirkungen bei alleiniger TNF-Therapie intraperitoneal. Übelkeit und Erbrechen in einer Ausprägung nach WHO-Grad-III die in 25% auftraten waren am ehesten bedingt durch die zusätzliche Cisplatingabe und waren damit häufiger vertreten als bei alleiniger TNF-Applikation.

Diese ersten Ergebnisse mit einer intraperitonealen TNF- und Cisplatinkombinationstherapie (komplette bzw. partielle Remission des Aszites in allen Fällen, Ansprechen solider Tumoranteile in über der Hälfte aller Fälle) ermutigen zur Durchführung weiterer Untersuchungen.

Zytokinkombinationstherapie mit TNF und Interferon-α, -γ zur palliativen intraperitonealen Therapie beim Ovarialkarzinom

Auf der Suche nach idealen Kombinationspartnern des Tumornekrosefaktors-α, die nicht nur eine Wirkung auf die Aszitesbildung, sondern ebenso auf solide Tumoranteile ermöglichen, wurden auch Interferone gewählt. Dazu wurde alternativ IFN-α oder -γ als Kombinationspartner des TNF einge-

Tabelle 6. Intraperitoneale Therapie mit TNF + IFNα/γ. Ergebnisse: TNF + IFNα (n = 8 Patienten)

Patienten [n]	Resttumor (cm)	Response	Dauer (Monate)
2	< 0,2	NC+	15
		NC+	18
2	< 0,5	NC	9
		NC	3
4	> 0,5	PD[a]	

[a] aber: CR-Aszites.
NC: konstanter Ca-125-Wert.

setzt. Insgesamt wurden 22 Patientinnen nach typischer operativer Vorbehandlung und anschließend systemischer Cisplatin- bzw. Carboplatinhaltiger Chemotherapie einer Second-look-Laparoskopie bzw. Laparotomie zugeführt. In der Folge wurden dann 8 Patientinnen gleichzeitig intraperitoneal mit TNF und IFN-α (Tabelle 6), 14 Patientinnen mit TNF und IFN-γ (Tabelle 7) behandelt.

Die Kombinationstherapien wurden in 2wöchentlichen Zyklusintervallen durchgeführt. TNF wurde dabei in einer Dosierung von $0{,}14\,mg/m^2$ intraperitoneal verabreicht, 6 h später erhielten die Patientinnen IFN-α in einer Dosierung von 20mal $10^6\,U/m^2$. Bei der Kombinationstherapie – bestehend aus TNF-α und IFN-γ – wurde für jede der Substanzen eine Dosiseskalation durchgeführt, beginnend mit einer Dosierung von 0,04, in der Folge 0,08 und zuletzt $0{,}14\,mg/m^2$ i.p. Auch hier wurde TNF primär, und IFN-γ nach einem Zeitintervall von 6 h intraperitoneal appliziert. Die Patientinnen erhielten ebenfalls 6 Zyklen bei 2wöchigen Zyklusintervallen.

Die Ergebnisse sind in Tabelle 6 und 7 aufgeführt. Als wesentlicher Faktor für ein Ansprechen der jeweils durchgeführten Therapie erwiesen sich die Resttumorgrößen. So konnte mit einer Kombination aus TNF und IFN- bei Resttumorgrößen kleiner 0,2 cm eine „no change-Situation" noch

Tabelle 7. Intraperitoneale Therapie mit TNF + IFNα/γ. Ergebnisse: TNF + IFNγ (n = 14 Patienten)

Patienten [n]	Resttumor (cm)	TNF (mg/m^2)	IFNγ (mg/m^2)	Response	Dauer (Monate)
4	< 0,2	0,04	0,04	PD	
		0,08	0,04	PD	
		0,08	0,08	PD	
		0,08	0,08	PD	
2	< 0,2	0,14	0,14	CR+ [a]	28+
		0,14	0,14	CR+	30+
4	> 0,2	0,14	0,14	NC	3
		0,14	0,14	NC	6
		0,14	0,14	NC	9
		0,14	0,14	PD	
4	> 0,5	0,14	0,14	4mal PD	

Aszites-Kontrolle (CR/PR): 12/14.
CR: Ca-125-Abfall in Normbereich.
[a] Histologischer Nachweis.
NC: konstanter Ca-125-Wert.

anhaltend über 15 bzw. 18 Monate erzielt werden. Bei Resttumorgrößen über 0,5 cm kam es bei der Hälfte der Fälle zu einer Tumorprogression. Ein analoges Verhalten zeigte sich in der Kombinationstherapie bestehend aus TNF und IFN-γ. Auch hier zeigten sich in der Patientengruppe mit Einzeltumorgrößen kleiner als 0,2 cm, bei jedoch entsprechend dosiseskalierter Enddosierung von jeweils 0,14 mg/m^2, die besten Ansprechraten in Form einer kompletten Remission. Bei Resttumorgrößen größer als 0,2 cm konnte in 3 Fällen dennoch eine „no change-Situation" erreicht werden.

Während durch die alleinige Applikation von TNF intraperitoneal in der palliativen Therapie des Ovarialkarzinoms bei guter Wirksamkeit auf die Aszitesbildng keine Beeinflussung solider Tumoranteile erreicht werden kann, bewirkt die Kombination von TNF und Interferon-α oder -γ, jedoch in Abhängigkeit der Resttumormenge, eine direkte zytotoxische Wirkung.

Auch hier ist die Durchführung weiterer Untersuchungen sinnvoll und von großem Interesse.

Zusammenfassung

In der Behandlung des malignen Aszites sowie maligner Pleuraergüsse gelingt durch die lokale Instillation von TNF- eine optimale Kontrolle, wobei es insbesondere bei malignem Aszites auf dem Boden eines Ovarialkarzinoms zu lang anhaltenden Remissionen in 84% kommt. Zur Vermeidung der bekannten Nebenwirkungen ist eine prophylaktische supportive Medikation – insbesondere mit Indometacin oder Pethidin – wirksam. Um einen gleichzeitigen Einfluß auf solide Tumoranteile zu erreichen, ist eine Kombination von verschiedenen Zytokinen, wie TNF-α mit Interferon-α oder -γ oder eine Kombination von Zytokinen und Zytostatika sinnvoll, wie erste Ergebnisse beim Ovarialkarzinom mit den genannten Kombinationen zeigen.

Literatur

Grischke EM, Schmid H, Kaufmann M, Kempini J, Bastert G (1991) Palliative intraperitoneale Therapie bei rezidivierender Aszitesbildung von Ovarialkarzinomen mit Tumornekrosefaktor. In: Melchert F (Hrsg) Aktuelle Onkologie 60. Klinische Tumorimmunologie in der Gynäkologie Zuckschwerdt-Verlag, S 216–221

Jones EY, Stuart DJ, Walker NP (1989) Structure of tumor necrosis factor. Nature 338:225–228

Kaufmann M, Schmid H, Räth U, Grischke EM, Kempini J, Schlick E, Bastert G (1990a) Ascites-Therapie mit Tumornekrosefaktor beim Ovarialkarzinom. Geburtsh Frauenheilk 50, 678–682

Kaufmann M, Schmid H, Grischke EM, Bastert G (1990b) Der maligne Aszites: Erfahrungen mit verschiedenen intraperitonealen medikamentösen Therapieformen. In: Meerpohl HG, Pfleiderer A, Profous CZ (Hrsg) Das Rezidiv in der gynäkologischen Onkologie. Springer Berlin Heidelberg New York S 66–74

Räth U, Kaufmann M, Schmid H et al (1991) Effect of intraperitoneal recombinant human tumor necrosis factor alpha of malignant ascites. Eur J Cancer 27, 121–125

Zytokine in der Therapie des Mammakarzinoms

E.-M. GRISCHKE, M. KAUFMANN, H. SCHMID und G. BASTERT

Aus der Klasse der Zytokine werden verschiedene Substanzen bei unterschiedlichen Anwendungsbereichen zur Therapie des Mammakarzinoms angewandt. Neben einem palliativen Einsatz von TNF-α zur lokoregionären Therapie, wobei Erfahrungen mit intraperitonealer, intrapleuraler und peritumoraler Verabreichung vorliegen, erschien es sinnvoll, Zytokine in Kombination mit Zytostatika systemisch ebenfalls zur palliativen Behandlung beim metastasierten Mammakarzinom einzusetzen. Dazu wurde TNF-α zusammen mit Epirubicin intravenös mit oder ohne subkutane Gabe von IFN-α appliziert.

In einer weiteren Untersuchung wurde G-CSF zur Prophylaxe einer Myelosuppression subkutan im Rahmen einer primären (neoadjuvanten) Epirubicin-Cyclophosphamid-Kombinationstherapie verabreicht. Im folgenden soll über Erfahrungen im Einsatz mit beiden genannten Therapiemöglichkeiten berichtet werden.

Systemische Kombinationstherapie mit Epirubicin und TNF-α i.v. (mit oder ohne IFN-γ subkutan) als palliative Therapie beim metastasierten Mammakarzinom

Bei Einsatz einer Kombination von Zytokinen und Zytostatika können kombinierte Effekte erwartet werden betreffend einer direkten Zytotoxizität, aber auch einer selektiven Immunmodulation. Im weiteren kann angenommen werden, daß durch indirekte Effekte – insbesondere von TNF-α – die Gefäßversorgung des Tumors durch einen Endothel quellenden Effekt analog dem bekannten Capillary-leak-Syndrom beeinträchtigt werden kann. Die Fähigkeit einer Resistenzdruchbrechung nach bereits erfolgter zytostatischer Vorbehandlung ist naheliegend, jedoch derzeit noch hypothetisch.

Die genannten Überlegungen ließen eine Kombinationstherapie in der folgenden Form deshalb sinnvoll erscheinen: Epirubicin wurde in einer Dosierung von 25 mg/m^2 intravenös in wöchentlichen Intervallen verabreicht. IFN-α ergänzend in einer Dosierung von 3 Mio. IE subkutan, Tag 1, 3, 5, 8, 10 und 12. Während eine Patientengruppe nach diesem Schema behandelt wurde, erhielt eine weitere in Ergänzung TNF-α in einer Dosierung von 0,14 mg/m^2 intravenös am Tag 1 sowie in der Folge in 3wöchentlichen Zyklusintervallen. Verabreicht wurden in der genannten Studie jeweils mehr als 2 Zyklen. Zur supportiven Therapie erhielten die Patientinnen am Tag 1 prophylaktisch Paracetamol in einer Dosierung von 1000 mg als Suppositorium alle 6 h bzw. alternativ Indometacin in einer Dosierung von 100 mg, ebenfalls als Suppositorium in 6stündlichen Intervallen. Falls das Ausmaß der Nebenwirkungen – insbesondere bedingt durch die Applikation von TNF-α – eine Interventionstherapie erforderlich erscheinen ließ, wurde Pethidin in einer Dosierung von 50 mg i. v. gegeben. Im Falle des Auftretens von Übelkeit und Erbrechen erhielten die Patientinnen Ondansetron in einer Dosierung von 2mal 8 mg i. v. am 1. Zyklustag sowie in oraler Form in der gleichen Dosierung am 2. Zyklustag.

Nach dem genannten Therapieschema wurden insgesamt 31 Patientinnen behandelt. Die Patientencharakteristik ist in Tabelle 1 zusammengestellt. Während die Daten aller 31 Patientinnen bezüglich der Toxizität auswertbar waren, konnte das klinische Ansprechen für 27 Patientinnen ausgewertet werden. In allen 27 Fällen war bereits eine zytotoxische Vortherapie erfolgt, wobei bei 17 Patientinnen bereits eine epirubicinhaltige Chemotherapie verabreicht worden war. Alle

Tabelle 1. Patientencharakteristik

		n
Behandelte Patientinnen		31
Auswertbar: Ansprechen		27
Toxizität		31
Alter (Jahre) median/von-bis		47/24–68
WHO-Performance-Status Grad 0/1/2		6/20/5
Zytotoxische Vortherapie		27/27
Zytotoxische Vortherapie mit Epirubicin		17/27
Metastasierung (Lokalisationen)	2	5/27
	3	12/27
	>3	10/27

Patientinnen dieser Studie hatten an mindestens 2 Lokalisationen Metastasen, wobei bei 10 der 27 Patientinnen, und damit in mehr als einem Drittel der Fälle, eine Metastasierung an mehr als 3 Lokalisationen bestand.

Ergebnisse

Die Ergebnisse der Untersuchungen sind entsprechend des klinischen Ansprechens in Tabelle 2 aufgelistet. Dabei war es in der Gruppe von 8 Patientinnen, die nur Epirubicin und IFN-α erhielten, in keinem Falle zu einer kompletten oder partiellen Remission gekommen. Zu erwähnen ist, daß bei allen 8 Patientinnen bereits eine epirubicinhaltige Chemotherapie zuvor erfolgt war. Weiteren 9 Patientinnen, die ebenfalls mit Epirubicin zytostatisch vorbehandelt waren, wurde zu der Kombination Epirubicin und IFN-α TNF-α i.v. appliziert. In dieser Gruppe kam es bei 3 Patientinnen, und damit in einem Drittel der Fälle, zu einer partiellen Remission. Die besten Ansprechraten konnten in der Behandlungsgruppe beobachtet werden, die neben Epirubicin und IFN ebenfalls TNF bekamen

Tabelle 2. Ergebnisse (n = 27 Patienten)

Behandlungsgruppe	Patienten [n]	nach Ansprechen			
		CR	PR	NC	PD
Epi + IFN α	8			4	4
Epi + IFN α + TNF	9		3	4	2
Epi + IFN α + TNF *	10	2	3	2	3

* Pat. ohne Epi Vorbehandlung

Tabelle 3. Ergebnisse (n = 27 Patienten)

		Epi + IFN	Epi + IFN + TNF
Zeit (Wochen) bis zu bestem Ansprechen		–	4–7
Progression	PD	2–3	2–3
Anhalten von	NC	5–9	5–11
	PR		9–37
	CR	–	40/56

und im Vorfeld noch nicht mit einer epirubicinhaltigen Chemotherapie behandelt worden waren. Hierbei kam es in 2 Fällen zu einer kompletten und in 3 Fällen zu einer partiellen Remission. Damit gelang es, wenn auch bei kleinen Fallzahlen, doch in der Hälfte der behandelten Fälle dieser Gruppe ein klinisches Ansprechen der Metastasierung zu erreichen. In der Behandlungsgruppe mit Epirubicin, IFN-α and TNF-α konnte ein Ansprechen der Therapie am besten nach 4–7 Wochen verzeichnet werden. Eine No-change-Situation bestand insgesamt über maximal 11 Wochen. Die partiellen Remissionen hielten über einen Zeitraum von maximal 37 Wochen (Tabelle 3) an. Bei den beiden Patientinnen mit Eintreten einer kompletten Remission konnte diese über 40 bzw. 56 Wochen beobachtet werden.

Bei Auflistung der Toxizitäten kam es in keinem Falle zu einem Ausprägungsgrad IV. Auch bezüglich Neurotoxizität, Myelotoxizität, Kardiotoxizität, Alopezie und Übelkeit oder Erbrechen traten in keinem Falle ein WHO-Grad-III oder IV auf. Allerdings fanden sich die für Zytokine typischen Nebenwirkungen, wie allgemeines Krankheitsgefühl, Kopfschmerzen, Gliederschmerzen, Müdigkeit, Fieber und vereinzelt auch Schüttelfrost in einer Ausprägung von WHO-Grad-III, bei 2 bzw. bei 4 der 31 Patientinnen. Mit den entsprechend eingangs erwähnten supportiven Maßnahmen ließen sich diese Nebenwirkungen jedoch gut beherrschen.

Beurteilung und Zusammenfassung

Im Rahmen früherer Untersuchungen konnte bereits gezeigt werden, daß durch Einsatz einer wöchentlich fraktionierten Epirubicintherapie, je nach Auswahl der Patientinnen, eine Ansprechrate von knapp 33 % in der Therapie des metastasierten Mammakarzinoms zu erreichen ist (Schmid et al. 1990). Auch Tancini et al. (1990) konnten bei der wöchentlichen Gabe von Epirubicin eine Tumorrückbildung sowohl von viszeralen, als auch von Knochen- und Weichteilmetastasen beobachten, wobei diese Therapieform nicht nur als wirksam, sondern auch als von den Patienten gut tolerierte Behandlung eingeordnet wurde (Tancini et al. 1990). Darüber hinaus kann bei Epirubicin als einem Anthracyclin neben einer immunsuppressiven auch von einer immunstimulierenden Funktion ausgegangen werden, wobei neben einer Interleukin-2-Produktion (Ehrke et al. 1986) auch eine LAK-Aktivität (Ehrke et al. 1988) vermutet wird. Die Wirksamkeit von Epirubicin in der bereits bekannten Dosierung bei zusätzlich immunstimulierenden Eigenschaften und guter subjektiver Verträglichkeit ließ diese Substanz als Kombinationspartner für Zytokine geeignet erscheinen. Da ein Teil der Patientinnen dieser Studie bereits mit epirubicinhaltiger Chemotherapie vorbehandelt war, konnte gleichzeitig überprüft werden, inwieweit durch Hinzufügen von Zytokinen bei Tumorprogression unter Epirubicin ein erneutes Tumoransprechen erreicht werden kann. Dabei zeigte sich, daß eine Kombination von Epirubicin und Interferon α in den genannten Dosierungen sich als wenig wirksam erwies. Eine Kombination von Epirubicin, Interferon α und Tumornekrosefaktor α war effektiver, wobei insbesondere bei Patientinnen ohne Epirubicinvortherapie die Behandlung die höchsten Ansprechraten aufwies (komplettes und partielles Ansprechen in 50%, bei jedoch kleiner Fallzahl). Die genannte Dreierkombination erwies sich insbesondere bei viszeraler Metastasierung und bei Weichteilmetastasierung als wirksam, wobei sich, unabhängig von der Epirubicinvortherapie, Remissionsraten von 42% (bei 8 von 19 Patientinnen) erreichen ließen. Die Nebenwirkungen dieser Kombinationstherapie sind im wesentlichen durch die Zytokine, wobei insbesondere die intravenöse Applikation von TNF α zu erwähnen ist, bestimmt. Durch die prophylaktische Gabe von Paracetamol bzw. Indometacin sind diese Nebenwirkungen jedoch gut beherrschbar.

Kalkulierte G-CSF-Prophylaxe bei der primären (neoadjuvanten) Epirubicin-Cyclophosphamid-Kombinationschemotherapie

Zur primären (neoadjuvanten) Chemotherapie beim Mammakarzinom werden hochdosierte Kombinationschemotherapien eingesetzt. Wesentliche Vorteile gegenüber einer adjuvanten zytostatischen Behandlung sind das Vorhandensein eines Tumormeßparameters, der letztendlich die Beurteilung eines klinischen Response ermöglicht. Damit kann eine Selektion von Nonrespondern gegenüber Respondern durchgeführt werden. Zu berücksichtigen ist, daß im Gegensatz zu einer adjuvanten Chemotherapie eine große Tumormasse vorliegt. Als wesentliche Indikation gilt es eine brusterhaltende Therapie zu ermöglichen. Inwieweit ein Gesamtüberleben verbessert werden kann, ist letztendlich noch unklar.

Tabelle 4. Primäre (neoadjuvante) Chemotherapie (T > 3 cm, < 70 Jahre). Dosiseskalation und Therapiedauer. (*A* Adriamycin, *E* Epirubicin, *C* Cyclophosphamid)

		mg/m²	Tag	Wiederholung	Zyklen	Dosisintensität (mg/m²)	
						wöchentlich	gesamt
NSABP	A	60	1	22	4	20	240
	C	600	1	22	4	200	2400
Schema 1	E	60	1+8	29	4	30	480
	C	600	1+8	29	4	300	4800
Schema 2	E	60	1+2	22	4	40	480
	C	600	1+2	22	4	400	4800
Schema 3	E	90	1	22	4	30	360
	C	600	1	22	4	300	2400

Gemäß dieser Überlegungen wurden 3 Formen einer dosiseskalierten Epirubicin-Cyclophosphamid-Kombinationschemotherapie mit und ohne kalkulierte G-CSF-Prophylaxe angewandt (Schema 1–3). Dabei wurde zunächst Epirubicin in einer Dosierung von 60 mg/m² an Tag 1 und Tag 8 zusammen mit 600 mg Cyclophosphymid in jeweils 4wöchentlichen Zyklusintervallen verabreicht. In einer dosiseskalierten Form wurde Epirubicin und Cyclophosphamid in der gleichen Einzeldosierung, jedoch an Tag 1 und Tag 2 in 3wöchentlichen Intervallen appliziert. Um einen Vergleich zu ermöglichen, wurde – wie in Tabelle 4 dargestellt – für jedes Dosierungsschema die jeweils wöchentliche Dosisintensität berechnet sowie die Gesamtbelastung nach 4 applizierten Zyklen. Dabei fällt auf, daß bei den beiden genannten und in der vorliegenden Studie eingesetzten Dosierungsformen sich die Gesamtdosierung über 4 Zyklen mit 480 mg/m² Epirubicin und 4800 mg/m² Cyclophosphymid als doppelt so hoch verglichen mit dem Fisher-Schema (NSABP) mit einer Dosierung von 240 mg/m² Adriamycin und 2400 mg/m² Cyclophosphymid erwies (Fisher et al. 1990).

Auch bezüglich der wöchentlichen Dosisintensität mit 30/300 mg/m^2 bzw. sogar 40/400 mg/m^2 waren beide gewählten Schemata höher dosiert als das Fisher-Schema mit 20/200 mg/m^2. Das 3. Therapieschema mit 90 mg/m^2 Epirubicin in 3wöchentlichen Intervallen lag bezüglich der Gesamtbelastung über 4 Zyklen annähernd gleich mit der Fisher-Studie, die wöchentliche Dosisintensität erwies sich mit 30/300 mg/m^2 jedoch dem von uns gewählten ersten Schema äquivalent. Zur kalkulierten G-CSF-Prophylaxe wurde eine übliche Dosierung mit 5 µg/kg Körpergewicht bei 1mal täglicher Applikation subkutan gewählt. Indikationen zur prophylaktischen Behandlung mit G-CSF waren ein Nadir mit einem Leukozytenwert im letzten Chemotherapiezyklus unter 800/µl bzw. ein Granulozytenwert unter 400/µl bzw. wenn vor einem neuen Chemotherapiezyklus ein Leukozytenwert unter 3000/µl (einem Granulozytenwert unter 1500/µl entsprechend) vorlag. G-CSF wurde bei 3wöchentlichen Zyklusintervallen von Tag 6 bis 15 appliziert. Eine Dosisreduktion um 50% wurde vorgenommen, wenn ein Leukozytenwert 10000/µl überstieg (alternativ ein Granulozytenwert über 5000/µl).

Ergebnisse

Die im folgenden dargestellten Ergebnisse von 67 Patientinnen sollten bei einer primären Epirubicin-Cyclophosphamid-Chemotherapie den Effekt einer kalkulierten G-CSF-Prophylaxe zeigen. Dazu wurde eine Gruppe von 22 Patientinnen ohne G-CSF-Prophylaxe, bei Einsatz der niedriger dosierten Chemotherapie mit 60 mg/m^2 Epirubicin und 600 mg/m^2 Cyclophosphamid Tag 1 und 8 in 4wöchentlichen Zyklusintervallen einer Gruppe von 22 Patientinnen mit gleicher Chemotherapieform, jedoch mit G-CSF-Prophylaxe, gegenübergestellt. Im weiteren wurden 14 Patientinnen mit G-CSF-Prophylaxe im Rahmen der dosisintensivierten EC-Chemotherapieform betrachtet, sowie 9 Patientinnen, die 90 mg/m^2 Epirubicin in 3wöchentlichen

Tabelle 5. Primäre Epirubicin-Cyclophosphamid-Chemotherapie (E) mit und ohne kalkulierte G-CSF Prophylaxe (n = 67 Patienten). Einsatz der Prophylaxe

G-CSF Prophylaxe E-Dosis (mg/m^2) Patienten [n]	nein E 60 Tg 1+8 22	ja E 60 Tg 1+8 22	ja E 60 Tg 1+2 14	ja E 90 Tg 1 9
Einsatz von G-CSF	–	4	7	1
Wundheilungsstörung postoperativ	1	0	1	0
Nebenwirkungen G-CSF („stark" = WHO-Grad 3)	0	0	0	0
Therapieabbruch wegen subjektiver Toxizität	1	2	3	1
Starkes Erbrechen trotz Prophylaxe	3	4	8	4

Intervallen mit G-CSF erhielten (Tabelle 5). Dabei zeigte sich, daß insbesondere in der Gruppe mit dosisintensivierter Chemotherapie (60 mg/m^2 Epirubicin und 600 mg/m^2 Cyclophosphamid Tag 1 und 2 in 3wöchentlichen Intervallen) bei der Hälfte aller Patientinnen eine G-CSF-Prophylaxe erforderlich war (Tabelle 6). Bei dieser Dosierungsform zeigte sich die höchste Abbruchrate wegen subjektiver Toxizität, sowie in über der Hälfte der Fälle (bei 8 Patientinnen) ebenfalls starkes Erbrechen trotz prophylaktischer antiemetischer Therapie. Eine G-CSF-Prophylaxe bei Durchführung des niedriger dosierten Schemas war nur bei 4 der 22 Patientinnen erforderlich. Auch die übrigen Toxizitätserscheinungen traten nur in einem geringen Maße auf. Bei den 9 Patientinnen, die nach dem 3. Schema behandelt wurden, war nur in einem Falle der Einsatz von G-CSF erforderlich. Bei Einsatz von G-CSF kam es in keinem Falle zu Nebenwirkungen im Sinne eines WHO-Grades-III.

Tabelle 6. Primäre Epirubicin-Cyclophosphamid-Chemotherapie (E) mit und ohne kalkulierte G-CSF Prophylaxe (n = 67 Patienten). WHO-Toxizität-Grad 3

G-CSF Prophylaxe E-Dosis (mg/m²) Patienten [n]	nein E 60 Tg 1+8 22	ja E 60 Tg 1+8 22	ja E 60 Tg 1+2 14	ja E 90 Tg 1 9
Infektion	4	0	0	0
Fieber > 40 °C	2	0	0	0
Myelotoxizität				
Hb < 8	1	0	2	0
Leuko < 2,0	4	0	0	0
Thrombo < 50	1	1	2	1
Therapieaufschub				
> 7 Tage	4	0	0	0

Infektionen traten nur in der 1. Gruppe ohne G-CSF-Prophylaxe auf bei 4 der 22 beobachteten Patientinnen. Dabei war in allen Fällen eine intravenöse antibiotische Behandlung erforderlich. Es kam bei 2 Patientinnen zu Fieber über 40 °C. Eine Leukopenie mit Werten unter 2000/µl trat ebenfalls bei 4 Patientinnen ausschließlich in dieser Gruppe auf. Es war deshalb bei diesen Patientinnen ein Therapieaufschub mit einem Intervall von mehr als 7 Tagen erforderlich. Thrombopenie mit Werten unter 50000/µl traten in allen Therapiegruppen unabhängig von einer eingesetzten G-CSF-Prophylaxe in 1 bzw. 2 Fällen auf.

Beurteilung und Zusammenfassung

Der Einsatz einer kalkulierten G-CSF-Prophylaxe ermöglicht bei dosiseskalierter primärer Chemotherapie die Applikation der Chemotherapiezyklen nach Therapieplan sowie des weiteren eine genaue Terminierung des Operationszeitpunktes. Insbesondere unter dem Aspekt der psychischen Stabilisierung der

Patientinnen präoperativ kommt der Einhaltung des geplanten Operationstermines eine große Bedeutung zu. Bei der vorliegenden Untersuchung – unter Anwendung dreier verschiedener EC-Therapieschemata – war in 24% (bei 12 von 45 Patientinnen) eine G-CSF-Prophylaxe unter Berücksichtigung der üblichen Kriterien erforderlich. Ohne G-CSF-Prophylaxe kam es bei 18% (4 von 22 Patientinnen) zu einer Myelotoxizität und zu Infektionen gemäß eines WHO-Grades III. Zwecks optimiertem Einsatz eines G-CSF-Supportes gilt es zukünftig zu klären, inwieweit zusätzliche Antitumoreffekte bestehen. In Abhängigkeit des verabreichten Zytostatikaschemas ist es erforderlich, die beste Therapiedauer festzulegen.

Literatur

Ehrke MJ, Maccubin D, Ryoyama K, Cohen SA, Mihich E (1986) Correlation between adriamycin-induced augmentation of interleucin-2-production and of cell-mediated cytotoxicity in mice. Cancer Res 46:54–58

Ehrke MJ, Maccubin D, Mace KF, Mihich E (1988) Modification of host immunity by adriamycin. Proc AARC 29:412

Fisher B, Redmond C, Legualt-Poisson et al (1990) Postoperative chemotherapy and tamoxifen compared with tamoxifen alone in the treatment of positiv-node breast cancer patients aged 50 years and older with tumors responsive to tamoxifen: results from the NSABP project B-16. J Clin Oncol 8:1005–1018

Schmid H, Kaufmann M, Grischke EM, Bastert G (1990) Epirubicin als wöchentliches Therapieschema mit oder ohne hochdosiertem Medroxyprogesteronacetat (MPA) bei Patientinnen mit fortgeschrittenem Mammakarzinom. Eine randomisierte prospektive Studie. In: Kaplan E et al: Epirubicin wöchentlich, konventionell, hochdosiert. Aktuelle Onkologie. W. Zuckschwerdt Verlag, S 83–88

Tancini G et al. (1990) Wöchentliche Behandlung mit Epirubicin vorbehandelter Patientinnen mit fortgeschrittenem Mammakarzinom. In: Kaplan E et al, Zuckschwerdt W (Hrsg) Aktuelle Onkologie 56. Epirubicin wöchentlich, konventionell, hochdosiert. Zuckschwerdt Verlag, S 95–101

Das Zervixkarzinom. Gegenwärtiger Stand und neue Aspekte der systemischen Therapie

E. E. Holdener, G. Massimini, S. Lippman, W. Bollag und A. Man

Einleitung

Inzidenz und Letalität des Zervixkarzinoms variieren beträchtlich und sind beispielsweise sehr hoch in Zentral- und Südamerika, aber niedrig in den Vereinigten Staaten und Westeuropa (Petitti u. Porterfield 1992). In Ländern der Europäischen Gemeinschaft beträgt die durchschnittliche Letalität 13,6 pro 100000 für Frauen im Alter von 45–65 Jahren, für Frauen ≥ 65 Jahre ist sie 25,9 pro 100000 (Møller-Jensen et al. 1990). Nach Schätzungen der „American Cancer Society" zählte man 1990 in den USA 13 500 Frauen mit fortgeschrittenem Zervixkarzinom, welches bei 6000 Fällen die Todesursache war (Carlson 1990). Bei Patientinnen mit fortgeschrittener Erkrankung hat sich die Fünfjahresheilung zwischen 1950 und 1981 nicht verbessert (Boronow 1991). Zervixkarzinome sind histologisch mehrheitlich vom Plattenepitheltypus. Die Prävalenz des Adenokarzinoms scheint jedoch zuzunehmen, und heute gehören rund 20% der invasiven Zervixkarzinome zu diesem Typus (Goodman et al. 1989). Jüngere Frauen mit Zervixkarzinom haben einen höheren Anteil an Adenokarzinomen (Angel et al. 1992; Brand et al. 1988; Kushtagi u. Rao 1991). Das klinische Stadium bei Diagnosestellung ist der wichtigste prognostische Faktor für das Überleben. Die Fünfjahresheilung für Stadium IA liegt bei 97%, während nur gerade 11% der Patientinnen mit einem Karzinom des Stadiums IV 5 Jahre überleben (Van der Graaf et al. 1988). Die operative Behandlung wird bei

Frauen mit invasivem Zervixkarzinom dank ihrer hohen Erfolgsquote im frühen Stadium I der Krankheit bevorzugt (Goodman u. Sumner 1991; Kristensen et al. 1990; Bostofte et al. 1986; Berget et al. 1991). In fortgeschritteneren Stadien (IB und II) sind Operation und Radiotherapie gleichzustellen (Hopkins u. Morley 1991). Im Stadium IIIB und IV ist die Radiotherapie die Behandlung der Wahl. Allerdings ist bei Bestrahlung die Fünfjahresheilung für das Stadium IIIB mit 40–50% noch unbefriedigend (Arai et al. 1992; Coia et al. 1990).

Lokal fortgeschrittene und metastasierende Zervixkarzinome werden mit Chemotherapie, teilweise in Kombination mit Radiotherapie behandelt. Der vorliegende Kurzüberblick faßt den Stand der Chemotherapie beim fortgeschrittenen Zervixkarzinom zusammen und beleuchtet einige neue Therapieansätze.

Chemotherapie mit Einzelsubstanzen

Verschiedene Präparate sind als Monotherapie bei Patientinnen mit Zervixkarzinom geprüft worden und ergaben eine Gesamtremissionsrate [komplette Remissionen (CR) + partielle Remissionen (PR)] von 11–31% bei einer Remissionsdauer von 4–9 Monaten. Echinomycin (Hakes et al. 1990), Menogaril (Long et al. 1991), Galliumnitrat (Malfetano et al. 1991), Amonifid (Malviya et al. 1992), Didemnin B (Jacobs et al. 1992), Vinblastin (Sutton et al. 1990 b) und Fludarabinphosphat (Von Hoff et al. 1990) erwiesen sich als unwirksam. 5-Fluoro-uracil, Mitomycin C, Methotrexat und Doxorubicin zeigten mäßige Wirkung (Alberts u. Mason-Liddil 1989). Cisplatin wurde an großen Patientenkollektiven untersucht und stellte sich als die wirksamste Einzelsubstanz bei der Behandlung fortgeschrittener Erkrankungen heraus. Es ist zum Standardtherapeutikum für das metastasierende Zervixkarzinom geworden. Alberts u. Mason-Liddil (1989) faßten in einer umfassenden Übersicht die wichtigsten Phase-II- und Phase-III-Studien zusammen, in denen Cisplatin als Einzelsubstanz in verschiedener Dosierung entweder als „First-line"- oder „Salvage"-Chemotherapie verabreicht wurde. Die Gesamtremissionsraten lagen zwischen 0 und 100%; als Durchschnittswert wurde 26% angegeben. Vollständige Remissionen (CR) waren selten (ca. 10%), und die mediane Überlebensdauer betrug 7 Monate. Schlüssige Beweise für eine Dosis-Wirkungs-Beziehung für Cisplatin liegen nicht vor (Bonomi et al. 1985). Neuere Präparate, die sich für eine Monotherapie eignen, sind in Tabelle 1 aufgeführt. Zwei Cisplatinanaloga, Carboplatin und Iproplatin, sind in Vergleichsstudien verwendet worden und führten zu identischen Remissionsraten und medianen Überlebenszeiten. Iproplatin hatte ein ungünstigeres Nebenwirkungsprofil (McGuire et al. 1989) im Vergleich zu Carboplatin. Zwischen Carboplatin und Cisplatin besteht keine vollständige Kreuzresistenz (McGuire et al. 1989).

Kombinationschemotherapie

Cisplatin wurde auch am häufigsten in Kombinationschemotherapien gebraucht (Tabelle 1). Alberts u. Mason-Liddil (1989) haben eine ausführliche Zusammenfassung der Resultate von Kombinationstherapien publiziert. Bei den meisten Studien handelte es sich hierbei um nicht-randomisierte Phase-II-Studien mit Gesamtremissionsraten von 0–65% (CR: 0–36%) und medianen Überlebenszeiten von 4–10,5 Monaten. Obwohl im Vergleich zur Cisplatinmonotherapie die Gesamtremissionen mit Kombinationstherapien höher lagen, kam es zu keiner wesentlichen Verlängerung der Überlebenszeit. Die Toxizität war jedoch deutlich höher.

Mehrere neoadjuvante Studien versuchten die Vorteile eines solchen therapeutischen Vorgehens aufzuzeigen (Friedlander et al. 1984; Rustin et al. 1987; Kirsten et al. 1987; Sardi et al. 1990;

Tabelle 1. Remissionsrate und Überlebenszeit beim fortgeschrittenen Zervixkarzinom. (*C* Cisplatin, *M* Mito-C, *V* Vincristin, *B* Bleomycin, *MTX* Methotrexat, *LV* Leukovorin, *HU* Hydroxyurea)

Autor (Jahr)	Therapie	Anzahl Patienten	Remissionen			Mediane Überlebenszeit (Monate)
			CR	PR	%	
Calero et al. (1991)	Epirubicin	27[b]	2	3	19	8
Takeuchi et al. (1991)	CPT-11	55	5	8	24	
Coleman et al. (1986)	Ifosfamid	39	6	6	31	9
		30[b]	6	6	40	
Sutton et al. (1990)	Ifosfamid	27[c]	0	0	11	
Lira-Puerto et al. (1991)[a]	Carboplatin	46	2	10	26	7,5
	Iproplatin	40	2	10	30	7,6
McGuire et al. (1989)[a]	Carboplatin	175	10	17	15	6,2
	Iproplatin	177	7	12	11	5,5
Alberts et al. (1987)[a]	CMVB	54	4	8	22	6,9
	CM	51	2	11	25	7
	C	9	1	2	33	17
Bezwoda et al. (1986)[a]	C+MTX+LV	37	5	16	57	11
	HU	13	0	0	0	4

[a] Randomisierte Studien, [b] Nicht vorbehandelt, [c] 24/27 waren vorbehandelt.

Lara et al. 1990; Kuhnle et al. 1990), doch fehlte bei diesen Studien im allgemeinen die Randomisierung. Die Resultate lassen mindestens einen höheren Prozentsatz von Patienten mit resezierbarem Tumor (Benedetti-Panici et al. 1991) sowie eine geringere Rezidivquote (Kim et al. 1989) vermuten. Die wenigen randomisierten Studien (Tabelle 2), in denen der Radiotherapie eine neoadjuvante Chemotherapie vorausging, zeigten keine Verbesserung der Remissionsrate und der Überlebenszeit. Eine Ausnahme war die Kombination von Ifosfamid, Cisplatin und Bleomycin (Tobias et al. 1990), mit der 75% komplette Remissionen im Vergleich zu 56% mit Radiotherapie allein erzielt wurden.

Chemo- und Radiotherapiekombinationsstudien bei Zervixkarzinom benutzten häufig Hydroxyharnstoff. Bei den meisten Studien handelte es sich um randomisierte, Plazebokontrollierte Vergleiche mit Radiotherapie.

Hreshchyshyn et al. (1979) zeigten verbesserte Überlebenszeiten für Hydroxyharnstoff und Radiotherapie (Tabelle 3). Piver et al. haben mehrere plazebokontrollierte Studien bei Patienten mit Zervixkarzinom Stadium IB und IIB durchgeführt. Sie bestätigen den positiven Einfluß von Hydroxyurea in Kombination mit Radiotherapie auf die Überlebenszeit (Piver et al. 1977; Piver et al. 1983; Piver et al. 1987; Piver 1989). Mitomycin C und 5-FU mit Radiotherapie kombiniert (Nguyen et al. 1991) erzielten eine komplette Remissionsrate von 80%, Resultate die auch von anderen Gruppen beobachtet wurden (Thomas et al. 1984; Ludgate et al. 1988; Kersh et al. 1990; John et al. 1990). Cisplatin ist ebenfalls in Kombination mit Radiotherapie verwendet worden. Komplette Remissionsraten zwischen 18 und 92% sowie eine mediane Überlebenszeit von 12+ und 36+ Monaten wurden bei verschiedenen Phase-II-Studien beobachtet (Alberts u. Mason-Liddil 1989). Cisplatin, 5-FU und Radiotherapie führten zu einer Fünfjahresheilung von lediglich 22%, obwohl bei 85% der Patienten eine komplette Remission erreicht wurde. Von diesen erlitten 61% innerhalb von 6 Monaten ein Rezidiv.

Tabelle 2. Neoadjuvante Chemotherapie und Radiotherapie beim Zervixkarzinom. (*M* Methotrexat, *C* Cyclophosphamid, *V* Vinblastin, *P* Cisplatin, *B* Bleomycin, *RT* Radiotherapie)

Autor (Jahr)	Stadium	Anzahl auswertbare Patientinnen	Behandlung	Remissionen [%]	Überlebensrate [%]
Chauvergne et al. (1990)	IIB-III	73 76	MCVP+RT RT	96 93	58,7 (3 Jahre)[b] 54,5 (3 Jahre)[b]
Souhami et al. (1991)	IIIB	39 32 52	MOBP MOBP+RT RT	62 72 60	– 23 (5 Jahre) 39 (5 Jahre)
Tattersall et al. (1992)	IB-IIA[a]	32 38	CVB RT allein	65[c] 73[c]	50 2,7 Jahre 50 3,2 Jahre

[a] Hysterektomie vor CT und RT, [b] Krankheitsfrei, [c] CR.

Tabelle 3. Kombinationschemotherapie und Radiotherapie beim Zervixkarzinom. (*RT* Radiotherapie, *CT* Chemotherapie, *HU* Hydroxyurea)

Autor (Jahr)	Stadium (auswertbare Patientinnen)	Anzahl Patientinnen	Behandlung		Remissionen CR + PR	Überlebenszeit Monate
			RT	CT		
Hreshchyshyn et al. (1979)	IIB-IVA	104	RT RT	HU Plazebo	87,3 67	20 11
Piver et al. (1977)	IIB-IIIB	130	RT RT	HU Plazebo		74[a] 52[b] 44[a] 33[b]

[a] Stadium IIB p < 0,04.
[b] Stadium IIIB p = 0,22.

Mit gleichzeitiger Chemo- und Radiotherapie kann eine Erhöhung der Remissionsraten erzielt werden, was sich jedoch nur teilweise und dann meist geringgradig auf eine verbesserte Überlebensrate auswirkte.

Therapie mit Interferon

Interferone (IFN) zeichnen sich hauptsächlich durch ihre antivirale, antiproliferative und immunmodulierende Wirkung aus (Isaacs u. Lindemann 1957; Paucker et al. 1962; Herberman et al. 1982). Seit diesen Pionierarbeiten ist umfangreiches präklinisches Datenmaterial über die antiproliferative Wirkung der Interferone veröffentlicht worden (Salmon et al. 1983; Borden et al. 1982; Von Hoff et al. 1982). Interferone wurden als Monotherapie mit unterschiedlichem Erfolg bei der zervikalen intraepithelialen Neoplasie (CIN) geprüft (Byrne et al. 1986; Choo et al. 1986; Frost et al. 1990). Rekombinantes IFN α-2b, an mehreren Stellen der Peripherie des Tumors injiziert, bewirkte in 6 von 7 Fällen eine Besserung (Dunham et al. 1990). Intratumorale Injektion von Leukozyten-IFN ergab eine histologische Remission bei 36 von 125 Patientinnen (28,8%) mit einem Karzinom im Frühstadium (Vasilyev et al. 1990).

Rekombinantes IFN zeigte als Monotherapie beim fortgeschrittenen Zervixkarzinom keine Wirksamkeit (Kasmatsu et al. 1985). Die Kombination von IFN α mit Doxorubicin (Tabelle 4) (Welander et al. 1991) ergab bei 6 von 17 Patientinnen eine partielle Remission mit geringen Nebenwirkungen. Kavanagh et al. (1991) berichteten über eine Gesamtremissionsrate von 36% (9/25) mit der Kombination von rIFN α-2a, 5-FU und Cisplatin.

Adjuvante oder Erhaltungsimmuntherapien wurden hauptsächlich in Japan studiert (Kasamatsu 1982; Noda et al. 1989; Okamura et al. 1989). Einige dieser Studien zeigten eine leicht verlängerte rezidivfreie Periode und eine höhere 5-Jahres-Überlebensrate im Vergleich zu den Kontrollgrupppen. Da die

Tabelle 4. Alpha Interferon α beim fortgeschrittenen Zervixkarzinom

Autor (Jahr)	Anzahl auswertbare Patientinnen	Behandlung	Remissionen [%]	Überlebensrate [%]
Kavanagh et al. (1991)	25	rIFN α-2a 5-FU Cisplatin	9/25 (36%)	nicht gemeldet
Welander et al. (1991)	17	Doxorubicin IFN α-2a	6/17 (35%)	2 Patientinnen mit Langzeitremission
Lippman et al. (1993)	32[a]	13-cis RA IFN α-2a	16/32 (50%)[b]	Mittlere Überlebensquote nicht erreicht nach 18 Monaten

[a] Nicht vorbehandelt (73% Stadium IIB oder mehr).
[b] Stadium IB: 3, IIA: 1, IIB: 4, IIIB: 4, IVA: 4.

meisten dieser Studienresultate nicht reproduziert wurden, gilt der Stellenwert der unspezifischen Immunstimulation als adjuvante Therapie beim Zervixkarzinom als umstritten.

Therapie mit Retinoiden

Die Retinoide sind eine chemische Stoffklasse bestehend aus natürlichen oder synthetischen Substanzen, die von der Struktur her mit Vitamin A verwandt sind. Sie haben eine tiefgreifende Wirkung auf Wachstum und Differenzierung zahlreicher Zelltypen (Lotan 1980; Jetten 1990). Mehrere Retinoide haben ihren klinischen Nutzen in der Dermatologie (Bollag 1983) und Onkologie (Smith et al. 1992; Bollag u. Holdener 1992) unter Beweis gestellt. Experimentelle Daten haben unlängst einen Synergismus zwischen Retinoiden und Interferonen erkennen lassen (Bollag 1991; Bollag u. Holdener 1992; Bollag u. Peck 1993). Interferon α-2a zeigte gegen das humane Papillomvirus (HPV) antivirale Aktivität (Kurzrock et al. 1991). Retinsäure hemmt in vitro das Wachstum von HPV 18-positiven HeLa-Zervixkarzinomzellen, verbunden mit einer verminderten Expression der viralen HPV 18 E6/E7 Onkogene (Bartsch et al. 1992). Die Wirkung von Retinoiden wird durch nukleäre Retinsäurerezeptoren vermittelt und dadurch wird die Differenzierung und das Wachstum maligner Zellen moduliert (Bollag u. Holdener 1992; Jetten 1990; Gudas 1989; Floyd u. Jetten 1989; Smits et al. 1987). Verschiedene experimentelle Untersuchungen zeigten eine additive und synergistische Wirkung von Retinoiden und Interferon (Bollag u. Holdener 1992; Frey et al. 1991; Bollag u. Peck 1993). Experimentell und klinisch konnte mit IFNα eine Blockierung der Angiogenese erzielt werden (Brouty-Boye u. Zetter 1980; Sidky u. Borden 1987; Folkman 1991; Fung 1991; Ezekowitz et al. 1992). Die Angiogenese ist ein Schlüsselmechanismus bei der primären und sekundären Tumorentwicklung. Kürzlich konnte auch mit Retinoiden eine durch Tumorzellen induzierte experimentelle

Angiogenese gehemmt wrden. Die Kombination von Retinoiden und rIFN α-2a führte zu einer besonders ausgeprägten Reduktion der durch HPV 18-infizierten HeLa-Zervixkarzinomzellen-induzierten Angiogenese (Majewski et al. 1994). Die klinischen Ergebnisse mit der Kombination von Isotretinoin (13-cis Retinsäure) und rIFN α-2a beim lokal fortgeschrittenen Plattenepithelkarzinom der Haut fielen ermutigend aus (Lippman et al. 1992).

Die ambulante Verabreichung von 13-cis-Retinsäure (13-cicRA) mit rekombinantem IFN α-2a zeigte sich als sehr wirksame und gut verträgliche Therapie des unbehandelten, primären, lokal fortgeschrittenen Zervixkarzinoms (Lippman et al. 1992, 1993). In jedem Krankheitsstadium kam es zu ausgeprägten Remissionen: 20% im Stadium IB, 50% im Stadium II und 64% in den Stadien IIIB-IVA. Von 16 Patientinnen mit einer objektiven Remission zeigten 4 klinisch eine CR. Von diesen 4 Patientinnen hatten 3 eine histologische Vollremission. Bei 9 Patientinnen trat eine Stabilisierung des Krankheitsprozesses ein. Vaginalblutung und Schmerzen verschwanden bei 42–50% der Patienten.

Die häufigsten Nebenwirkungen waren Cheilitis, Konjunktivitis, Müdigkeit und Appetitlosigkeit. Die Veränderungen von Laborparametern betrafen meist eine Erhöhung der Triglyzeride, der Transaminasen und der alkalischen Phosphatase.

Zusammenfassung

Das fortgeschrittene Plattenepithelkarzinom der Zervix stellt nach wie vor ein therapeutisches Problem dar. Die Remissionsraten liegen häufig unter 50% und die Remissionsdauer ist meist kurz. Neue wirksame chemotherapeutische Alternativen, die hohe Remissionsraten, lange Remissionsdauer sowie verbesserte Überlebenszeiten erbringen sind notwendig. Die Kombination von Retinoiden mit Interferonen, u. U. abwechslungsweise eingesetzt mit zytostatischen Kombinationstherapien sollten geprüft werden. Die erwähnten Chemotherapien könnten auch in Verbindung mit chirurgischen und radiotherapeutischen Maßnahmen in der adjuvanten oder neoadjuvanten Therapie Verwendung finden, was letztlich den Patienten mit Zervixkarzinom zu einer längeren Überlebenszeit verhelfen sollte.

Literatur

Alberts DS, Mason-Liddil N (1989) The role of cisplatin in the management of advanced squamous cell cancer of the cervix. Semin Oncol 16 (Suppl 6):66–78

Alberts DS, Kronmal R, Baker LH, Stock-Novack DL, Surwit EA, Boutselis JG, Hannigan EV (1987) Phase II randomized trial of cisplatin chemotherapy regimens in the treatment of recurrent or metastatic squamous cell cancer of the cervix: a Southwest Oncology Group study. J Clin Oncol 5:1791–1795

Angel C, DuBeshter B, Lin JY (1992) Clinical presentation and management of stage I cervical adenocarcinoma: a 25 year experience. Gynecol Oncol 44:71–78

Arai T, Nakano T, Morita S, Sakashita K, Nakamura YK, Fukuhisa K (1992) High-dose-rate remote afterloading intracavitary radiation therapy for cancer of the uterine cervix. A 20-year experience. Cancer 69:175–180

Bartsch D, Boye B, Baust C, zur Hausen H, Schwarz E (1992) Retinoic acid-mediated repression of human papillomavirus 18 transcription and different ligand regulation of the retinoic acid receptor β gene in non-tumorigenic HeLa hybrid cells. EMBO J 11:2283–2291

Benedetti-Panici P, Scambia G, Baiocchi G et al. (1991) Neoadjuvant chemotherapy and radical surgery in locally advanced cervical cancer. Prognostic factors for response and survival. Cancer 67:372–379

Berget A, Andreasson B, Bock JE (1991) Laser and cryo surgery for cervical intraepithelial neoplasia. A randomized trial with longterm follow-up. Acta Obstet Gynecol Scand 70:231–235

Bezwoda WR, Nissenbaum M, Derman DP (1986) Treatment of metastatic and recurrent cervix cancer with chemotherapy: a randomised trial comparing hydroxyurea with cisdiamminedichloro-platinum plus methotrexate. Med Pediatr Oncol 14:17–19

Bollag W (1983) The development of retinoids in experimental and clinical oncology and dermatology. J Am Acad Dermatol 9:797–805

Bollag W (1991) Retinoids and interferon: a new promising combination? Br J Haematol 79 (Suppl 1):87–91

Bollag W, Holdener EE (1992) Retinoids in cancer prevention and therapy. Ann Oncol 3:513–526

Bollag W, Peck R (1993) Modulation of cell proliferation and differentiation by retinoids, cytokines and their combination: Experimental and clinical aspects. In: Livrea MA, Packer L (eds) Retinoids. Progress in Research and Clinical Applications. Marcel Dekker Inc, New York 311–328

Bonomi P, Blessing JA, Stehman FB, DiSaia PJ, Walton L, Major FJ (1985) Randomized trial of tree cisplatin dose schedules in squamous-cell carcinoma of the cervix: a Gynecologic Oncology Group study. J Clin Oncol 3:1079–1086

Borden EC, Hogan TF, Voelkel JG (1982) Comparative antiproliferative activity in vitro of natural interferons alfa and beta for diploid and transformed human cells. Cancer Res 42:4948–4953

Boronow RC (1991) Should whole pelvic radiation therapy become past history? A case for the routine use of extended field therapy and multimodality therapy. Gynecol Oncol 43:71–76

Bostofte E, Berget A, Larsen JF, Hjortkjaer Pedersen P, Rank F (1986) Conization by carbon dioxide or cold-knife in the treatment of cervical intra-epithelial neoplasia. Acta Obstet Gynecol Scand 65:199–202

Brand E, Berek JS, Hacker NF (1988) Controversies in the management of cervical adenocarcinoma. Obstet Gynecol 71:261–269

Brouty-Boye D, Zetter BR (1980) Inhibition of cell motility by interferon. Science 208:516–518

Byrne MA, Moller BR, Taylor-Robinson D et al (1986) The effect of interferon on human papillomaviruses associated with cervical intraepithelial neoplasia. Br J Obstet Gynecol 93:1136–1144

Calero F, Rodriguez-Escudero F, Jimeno J et al (1991) Single agent epirubicin in squamous cell cervical cancer. A phase II trial. Acta Oncol 30:325–327

Carlson JA (1990) Chemotherapy of cervical cancer. Clin Obstet Gynecol 33:910–916

Chauvergne J, Rohart J, Héron JF et al (1990) Essai randomisé de chimiothérapie initiale dans 151 carcinomes du col utérin localement étendus (T2b–N1, T3b, M0). Bull Cancer 77:1007–1024

Choo YC, Seto WH, Hsu C, Merigan TC, Tan YH, Ma HK, Ny MH (1986) Cervical intraepithelial neoplasia treated by perilesional injection of interferon. Br J Obstet Gynecol 93:372–379

Coia L, Won M, Lanciano R, Marcial VA, Metz K, Hanks G (1990) The patterns of care outcome study for cancer of the uterine cervix. Results of the Second National Practice Survey. Cancer 66:2451–2456

Coleman RE, Harper PG, Gallagher C et al (1986) A phase II study of ifosfamide in advanced and relapsed carcinoma of the cervix. Cancer Chemother Pharmacol 18:280–283

Dunham AM, McCartney JC, McCance DJ, Taylor RW (1990) Effect of perilesional injection of alpha-interferon on cervical intraepithelial neoplasia and associated human papillomavirus infection. J R Soc Med 83:490–492

Ezekowitz RAB, Mulliken JB, Folkman J (1992) Interferon alfa-$_{2a}$ therapy for life-threatening hemangiomas of infancy. N Engl J Med 326: 1456–1463

Floyd EE, Jetten AM (1989) Regulation of type I (epidermal) transglutaminase mRNA levels during squamous differentiation: down regulation by retinoids. Mol Cell Biol 9:4846–4851

Folkman MJ (1991) Antiangiogenesis. In: DeVita VT Jr, Hellman S, Rosenberg SA (eds) Biologic Therapy of Cancer. JB Lippincott Co, Philadelphia, PA:743–753

Frey JR, Peck R, Bollag W (1991) Antiproliferative activity of retinoids, interferon α and their combination in five human transformed cell lines. Cancer Lett 57:223–227

Friedlander ML, Atkinson K, Coppleson JV et al (1984) The integration of chemotherapy into the management of locally advanced cervical cancer: a pilot study. Gynecol Oncol 19:1–7

Frost L, Skajaa K, Hvidman LE, Fay SJ, Larsen PM (1990) No effect of intralesional injection of interferon on moderate cervical intraepithelial neoplasia. Br J Obstet Gynecol 97:626–630

Fung WE (1991) Interferon alpha-$_{2a}$ for treatment of age-related macular degeneration. Am J Ophthalm 3:349–350

Goodman JD, Sumner D (1991) Patient acceptability of laser and cold coagulation therapy for pre-malignant disease of the uterine cervix. Br J Obstet Gynaecol 98:1168–1171

Goodman HM, Buttlar CA, Niloff JM et al (1989) Adenocarcinoma of the uterine cervix: prognostic factors and patterns of recurrence. Gynecol Oncol 33:241–247

Gudas LJ (1989) Molecular mechanism of retinoid action. Am J Respir Cell Mol Biol 2:319–320

Hakes T, Markman M, Philips M (1990) A phase II trial of echinomycin in metastatic cervix carcinoma. Invest New Drugs 8:311–312

Herberman RB, Ortaldo JR, Mantovani A, Hobbs DS, Kung HF, Pestka S (1982) Effect of human recombinant interferon on cytotoxic activity of natural killer (NK) cells and monocytes. Cell Immunol 67:160–167

Hopkins MP, Morley GW (1991) Radical hysterectomy versus radiation therapy for stage IB squamous cell cancer of the cervix. Cancer 68:272–277

Hreshchyshyn MM, Aron BS, Boronow RC, Franklin EW, Shingleton HM, Blessing JA (1979) Hydroxyurea or placebo combined with radiation to treat stages IIIB and IV cervical cancer confined to the pelvis. Int J Radiat Oncol Phys 5:317–322

Isaacs A, Lindenmann J (1957) Virus interference. 1. The Interferon. Proc R Soc Ser B 147:258–267

Jacobs AJ, Blessing JA, Munoz A (1992) A phase II trial of didemnin B (NSC No 325319) in advanced and recurrent cervical carcinoma: a Gynecologic Oncology Group study. Gynecol Oncol 44:268–270

Jetten AM (1990) Multi-stage program of squamous differentiation in human epidermal keratinocytes: regulation by retinoids. J Invest Dermatol 95:44–46

John M, Flam M, Sikic B et al (1990) Preliminary results of concurrent radiotherapy and chemotherapy in advanced cervical carcinoma: a phase I–II prospective intergroup NCOG-RTOG study. Gynecol Oncol 37:1–5

Kasamatsu T (1982) The radiation sensitising effect of PSK in the treatment for cervical cancer patients. In: Yamaura Y (ed) Immunomodulation by microbial products and related compounds. Excerpta Med 463–466

Kasamatsu T, Ohmi K, Takeuchi S et al (1985) Clinical study of recombinant interferon-alpha-a (Sch 30 500) in advanced gynecological cancers. Gan To Kagaku Ryoho 12:1656–1660

Kavanagh JJ et al (1991) Cisplatin, 5-fluorouracil (5-FU) and alpha interferon (rIFN α-2a) in advanced or refractory squamous cell carcinoma of the cervix. (personal communication)

Kersh CR, Constable WC, Spaulding CA, Hahn SS, Andersen WA, Taylor PT (1990) A phase I–II trial of multimodality management of bulky gynecologic malignancy: combined chemoradiosensitisation and radiotherapy. Cancer 66:30–34

Kim DS, Moon H, Kim KT, Hwang Y, Ycao SH (1989) Two-year survival: preoperative adjuvant chemotherapy in the treatment of cervical cancer stages Ib and II with bulky tumour. Gynecol Oncol 33:225–230

Kirsten F, Atkinson KH, Coppleson JVM et al (1987) Combination chemotherapy followed by surgery or radiotherapy in patients with locally advanced cervical cancer. Br J Obstet Gynaecol 94:583–588

Kristensen GB, Jensen LK, Holund B (1990) A randomised trial comparing two methods of cold knife conization with laser conization. Obstet Gynecol 76:1009–1013

Kuhnle H, Meefpohl H-G, Eiermann W, Roben S, Lenaz L, Achterrath W (1990) Phase II study of carboplatin/ifosfamide in untreated advanced cervical cancer. Cancer Chemother Pharmacol 26 (Suppl):33–35

Kurzrock R, Talpaz M, Gutterman JU (1991) Other tumors. In: DeVita VT Jr, Hellman S, Rosenberg SA (eds) Biologic Therapy of Cancer. JB Lippincott Co, Philadelphia, PA: 334–346

Kushtagi P, Rao K (1991) Primary adenocarcinoma of the uterine cervix: changing clinical profile. Aust N Zeal J Obstet Gynaecol 31:86

Lara PC, Garcia-Puche JL, Pedraza V (1990) Cisplatin-ifosfamide as neoadjuvant chemotherapy in stage IIIB cervical uterine squamous-cell carcinoma. Cancer Chemother Pharmacol 26 (Suppl): 36–38

Lippman SM, Parkinson DR, Itri L et al (1992) 13-cis Retinoic acid plus interferon-α-2a: effective therapy for advanced squamous cell carcinoma of the skin. J Natl Cancer Inst 84:235–241

Lippman SM, Kavanagh JJ, Paredes-Espinoza M et al (1992) 13-cis Retinoic acid plus interferon α-2a: highly active systemic therapy for squamous cell carcinoma of the cervix. J Natl Cancer Inst 84:241–245

Lippman SM, Kavanagh JJ, Paredes-Espinoza M et al (1993) 13-cis-retinoic acid plus interferon α-2a in locally advanced squamous cell carcinoma of the cervix. J Natl Cancer Inst 85:499–500

Lira-Puerto V, Silva A, Morris M et al (1991) Phase II trial of carboplatin or iproplatin in cervical cancer. Cancer Chemother Pharmacol 28:391–396

Long HJ, Wieand HS, Foley JF et al (1991) Phase II evaluation of menogaril in patients with advanced cervical carcinoma. A collaborative trial of the North Central Cancer Treatment Group and Mayo Clinic. Invest New Drugs 9:349–351

Lotan R (1980) Effects of vitamin A and its analogs (retinoids) on normal and neoplastic cells. Biochim Biophys Acta 605:33–91

Lungate SM, Crandon AJ, Hudson CN, Walker Q, Langlands AO (1988) Synchronous 5-fluorouracil, mitomycin-C and radiation therapy: the treatment of locally advanced carcinoma of the cervix. Int J Rad Oncol Biol Phys 15:893–899

Majewski S, Szmurlo A, Marczak M, Jablonska S, Bollag W (1993) Synergistic effect of retinoids and interferon α on tumor-induced angiogenesis: Antiangiogenic effect on HPV harboring tumor cell lines. Int J Cancer (in press)

Malfetano JH, Blessing JA, Homesley HD, Hanjani P (1991) A phase II trial of gallium nitrate (NSC #152000) in advanced or recurrent squamous cell carcinoma of the cervix. A Gynecologic Oncology Group study. Invest New Drugs 9:109–111

Malviya VK, Liu PY, Alberts DS, Surwit EA, Craig JD, Hannigan EV (1992) Evaluation of amonifide in cervical cancer, Phase II. Am J Clin Oncol 15:41–44

McGuire WP, Arseneau J, Blessing JA et al (1989) A randomized comparative trial of carboplatin and iproplatin in advanced squamous carcinoma of the uterine cervix: a Gynecologic Oncology Group study. J Clin Oncol 7:1462–1468

Møller Jensen O, Estève J, Møller H, Renard H (1990) Cancer in the European Community and its member states. Eur J Cancer 26:1167–1256

Noda K, Teshima K, Tekeuti K et al (1989) Immunotherapy using the streptococcal preparation OK-432 for the treatment of uterine cervical cancer. Gynecol Oncol 35:367–372

Nguyen PD, Berchmans J, Munoz AK, Yazigi R, Graham M, Franklin P (1991) Mitomycin-C/5-FU and radiation therapy for locally advanced uterine cervical cancer. Gynecol Oncol 43:220–225

Okamura K, Hamazaki Y, Yajima A, Noda K (1989) Adjuvant immunotherapy: two randomised controlled studies of patients with cervical cancer. Biomed Pharmacother 43:177–181

Paucker K, Cantell K, Henle W (1962) Quantitative studies on viral interference in suspended L cells. III. Effect of interfering viruses and interferon on the growth rate of cells. Virology 17:324–334

Petitti DB, Potterfield D (1992) Worldwide variations in the lifetime probability of reproductive cancer in women: implications of best-case, worst-case, and likely-case assumptions about the effect of oral contraceptive use. Contraception 45:93–104

Piver MS (1989) Standard administration of hydroxyurea recommended. Am J Obstet Gynecol 161:1425

Piver MS, Barlow JJ, Vongtama V, Blumenson L (1977) Hydroxyurea as a radiation sensitizer in women with carcinoma of the uterine cervix. Am J Obstet Gynecol 129:379–383

Piver MS, Barlow JJ, Vongtama V, Blumenson L (1983) Hydroxyurea: a radiation potentiator in carcinoma of the uterine cervix. Am J Obstet Gynecol 147:803–808

Piver MS, Vongtama V, Emrich LJ (1987) Hydroxyurea plus pelvic radiation versus placebo plus pelvic radiation in surgically staged stage IIIB cervical cancer. J Surg Oncol 35:129–134

Rustin GJS, Newlands ES, Southcott BM, Singer A (1987) Cisplatin, vincristine, methotrexate and bleomycin (PMB) as initial or palliative chemotherapy for carcinoma of the cervix. Br J Obstet Gynaecol 94:1205–1211

Salmon SE, Durie BGM, Young L et al (1983) Effects of cloned human leukocyte interferons in the human tumor stem cell assay. J Clin Oncol 1(3):217–225

Sardi J, Sananes C, Giaroli A, Maya G, di Paola G (1990) Neoadjuvant chemotherapy in locally advanced carcinoma of the cervix uteri. Gynecol Oncol 38:486–493

Sidky YA, Borden EC (1987) Inhibition of angiogenesis by interferons: effects on tumor- and lymphocyte-induced vascular responses. Cancer Res 47:5155–5161

Smith MA, Parkinson DR, Cheson BD, Friedman MA (1992) Retinoids in cancer therapy. J Clin Oncol 10:839–864

Smits HL, Floyd EE, Jetten AM (1987) Molecular cloning of gene sequences regulated during squamous differentiation of tracheal epithelial cells and controlled by retinoic acid. Mol Cell Biol 7:4017–4023

Souhami L, Gil RA, Allan SE, Canary PC, Araujo CM, Pinto LH, Silveira TR (1991) A randomised trial of chemotherapy followed by pelvic radiation therapy of stage IIIB carcinoma of the cervix. J Clin Oncol 9:970–977

Sutton GP, Blessing JA, Photopoulos G, Berman ML, Homesley HD (1990a) Gynecologic Oncology Group experience with ifosfamide. Semin Oncol 17 (Suppl 4):6–10

Sutton GP, Blessing JA, Barnes W, Ball H (1990b) Phase II study of vinblastine in previously treated squamous carcinoma of the cervix. Am J Oncol 13:470–471

Takeuchi S, Dobashi K, Fujimoto S et al (1991) A late phase II study of CPT-11 on uterine cervical cancer and ovarian cancer. Jpn J Cancer Chemother 18:1681–1689

Tattersall MHN, Ramirez C, Coppleson M (1992) A randomized trial of adjuvant chemotherapy after radical hysterectomy in stage Ib-IIa cervical cancer patients with pelvic lymph node metastases. Gynecol Oncol 46:176–181

Thomas G, Dembo A, Beale F et al (1984) Concurrent radiation, mitomycin-C and 5-fluorouracil in carcinoma of the cervix. Int J Rad Oncol Biol Phys 15:1785–1790

Tobias J, Buxton EJ, Blackledge G, Mould JJ, Monaghan J, Spooner D, Chetiyawardana A (1990) Neoadjuvant bleomycin, ifosfamide and cisplatin in cervical cancer. Cancer Chemother Pharmacol 26 (Suppl): 59–62

Van Der Graaf Y, Peer PGM, Zielhuis GA, Vooijs PG (1988) Cervical cancer survival in Nijmegen region, The Netherlands, 1970–1985. Gynecol Oncol 30:51–56

Vasilyev RV, Bokhman JAV, Smorodintesev AA et al (1990) An experience with application of human leukocyte interferon for cervical cancer treatment. Eur J Gynaecol Oncol 11:313–317

Von Hoff DD, Gutterman J, Portnoy B, Coltman CA Jr (1982) Activity of human leukocyte interferon in a human tumor cloning system. Cancer Chemother Pharmacol 8:99–103

Von Hoff DD, Green S, Surwit EA, Hannigan EV, Alberts DS (1990) Phase II study of fludarabine phosphate (NCS 312887) in patients with advanced cervical cancer. Am J Clin Oncol 13:433–435

Welander CE, Homesley HD, Barrett RJ (1991) Combined interferon alpha and doxorubicin in the treatment of advanced cervical cancer. Am J Obstet Gynecol 165:284–291

Dosisintensivierte Chemotherapie mit Stammzellsupport in der gynäkologischen Onkologie

Kooperative Studien der Univ.-Frauenklinik[1] und Med. Poliklinik[2] Heidelberg

H. Schmid[1], R. Haas[2], A. Krämer[2], H. Goldschmidt[2], M. Kaufmann[1], G. Bastert[1] und W. Hunstein[2]

Einleitung

Dosisintensivierte Chemotherapien mit Stammzellsupport haben sich als potentiell kurative Behandlungsmaßnahmen bei Lymphomen und Leukämien weltweit bewährt. Gegenüber der klassischen autologen Knochenmarktransplantation bietet die autologe periphere Stammzelltransplantation, d. h. der Stammzellsupport, verschiedene Vorteile wie Gewinnung der Stammzellen ohne Narkose, geringere Kontamination mit Tumorzellen und weniger aufwendige, automatisierte Zellseparation und -anreicherung. Dies schienen uns Ende 1991 die Voraussetzungen, in kooperativen Studien unserer Klinik mit der Medizinischen Poliklinik Heidelberg, in der 1986 weltweit die erste erfolgreiche dosisintensivierte Chemotherapie mit Stammzellsupport durchgeführt worden ist, geeignete gynäkologische Malignome so zu behandeln.

In der gynäkologischen Onkologie sind maligne Trophoblast- und Keimzelltumoren wie Dysgerminome, endodermale Sinustumoren, embryonale Tumoren, unreife Teratome und gemischte Keimzelltumoren auch im disseminierten Stadium durch Chemotherapie potentiell heilbar. Bei diesen Tumoren steht gegenwärtig im Vordergrund, wie Niedrig- und Hochrisikofälle zu definieren und einer prognosefaktororientierten Therapie zuzuführen sind, um Über- und Untertherapie zu vermeiden. Hier sehen wir bei Hochrisikofällen mit < 80% kurativen Chancen durch konventionelle Chemotherapie eine Indikation für dosisintensivierte Chemotherapie mit Stammzellsupport.

Bei Ovarialkarzinomen gibt es die Evidenz, daß sie in Abhängigkeit von postoperativem Resttumor, Tumorzellkinetik und Chemoresistenz durch (cisplatinhaltige) Chemotherapie – wenn auch in geringem Umfang – heilbar sind oder zumindest das krankheitsfreie Intervall und das Überleben verlängert werden kann. Bei Mammakarzinomen gilt ähnliches: durch postoperative Chemo- und Hormontherapie, also adjuvante systemische Behandlung bei minimaler disseminierter Tumormasse, die durch bildgebende Verfahren nicht feststellbar ist, läßt sich in Abhängigkeit vom Lymphknotenstatus, dem derzeit noch wichtigsten prognostischen Faktor, eine hochsignifikante Verlängerung des krankheitsfreien Intervalls und des Überlebens erreichen. Deshalb sehen wir eine dosisintensivierte Chemotherapie mit Stammzellsupport bei Ovarialkarzinomen mit < 2 cm postoperativem Resttumor und bei Mammakarzinomen mit einem Axillabefall von 10 und mehr Lymphknoten als ethisch gerechtfertigt und erfolgversprechend an.

Beim metastasierten Mammakarzinom lassen sich durch dosisintensivierte Chemotherapien mit Stammzellsupport zwar in allen Studien über 70% Remissionen erzielen, jedoch nach wie vor keine Heilung.

Beim inflammatorischen Mammakarzinom wird die dosisintensivierte Chemotherapie mit Stammzellsupport mit unterschiedlichen Intentionen durchgeführt, einmal als präoperative Down-Staging-Maßnahme, um verbesserte Operabilität zu erreichen, zum andern als adjuvante systemische Therapie. Dieser Ansatz ist deshalb von großer Bedeutung, weil sich hier generell das Prinzip einer primären Hochdosischemotherapie zur lokalen und distanten Tumorkontrolle evaluieren läßt.

Inwieweit andere chemosensible gynäkologische Tumoren wie Plattenepithelkarzinome und Uterussarkome für die dosisintensivierte Chemotherapie mit Stammzellsupport geeignet sind, müssen weitere Studien zeigen.

Bedingungen für eine dosisintensivierte Chemotherapie mit Stammzellsupport

Tabelle 1 zeigt die allgemeinen Voraussetzungen für eine erfolgreiche dosisintensivierte Chemotherapie mit Stammzellsupport. Minimale Tumormasse bedeutet, daß vor oder nach der Chemotherapie der Primärtumor operativ in sano operiert werden bzw. beim Ovarialkarzinom der postoperative Resttumor möglichst gering sein sollte. Chemosensibilität ist in der gynäkologischen Onkologie bei den meisten Tumorentitäten gegeben. Unserer Meinung nach sollten jedoch auch bei der dosisintensivierten Chemotherapie nur Zytostatika eingesetzt werden, bei denen es ausreichende Daten über die Wirksamkeit als Monotherapeutikum bei den zu behandelnden Tumoren gibt und bei denen eine Dosis-Wirkung-Beziehung nachgewiesen ist. Bei der Kombination der einzelnen Zytostatika sollten sich ergänzende Wirkungs- und unterschiedliche Resistenzmechanismen berücksichtigt werden sowie möglichst geringe, im Idealfall keine kumulative nichthämatologische Toxizität. Aus diesen Gründen sind die zwar klinisch erfolgrei-

Tabelle 1. Voraussetzungen für eine erfolgreiche dosisintensivierte Chemotherapie mit Stammzellsupport

1. Minimierte Tumormasse (Operation)
2. Chemosensibilität des Tumors
3. Dosis-Wirkungs-Beziehung der eingesetzten Zytostatika
4. Keine Kumulation der nichthämatologischen Toxizitäten
5. Dosiseskalation der eingesetzten Zytostatika klinisch möglich
6. Beherrschung von Toxizitäten und Komplikationen
7. Tumorfreies bzw. gereinigtes Stammzelltransplantat
8. Ausreichender Allgemeinzustand der Patientin
9. Aufgeklärte und motivierte Patientin
10. Finanzierung muß gesichert sein

chen, jedoch theoretisch nicht optimal erscheinenden Alkylanzkombinationen, die vor allem in den Vereinigten Staaten eingesetzt werden, kritisch zu betrachten. Problematisch erscheint auch der Einsatz äußerst wirksamer Substanzen wie Epirubicin oder Cisplatin, bei denen Kardio- bzw. Nephrotoxizität nur eine mäßige Dosiseskalation erlauben. Hier könnte der Einsatz von ähnlich wirksamen Substanzen wie Mitoxantron und Carboplatin mit deutlich geringerer Kardio- bzw. Nephrotoxizität oder der Einsatz organspezifischer Protektoren (analog zu Mesna bei Ifosfamid oder Cyclophosphamid) weiteren Fortschritt bringen.

Ausreichende Erfahrung im Management und in der Prävention oft lebensbedrohlicher Nebenwirkungen wie Sepsis, die in einigen Studien bis zu 12% therapiebedingter Sterblichkeit geführt hat, sind wesentliche Voraussetzungen für die Durchführung dosisintensivierter Therapien.

Die Tumorfreiheit des Transplantats sollte gesichert sein. Deshalb sollten eine Knochenmarkkarzinose oder Knochenmetastasen ein Ausschlußkriterium sein. Bei der Separation und Anreicherung der CD34+-Stammzellen (genauer: Progenitorzellen) ist die Gefahr einer Tumorzellkontamination deutlich geringer einzuschätzen als bei einer Knochenmarktransplantation, eine Untersuchung auf Tumorzellfreiheit sollte jedoch obligat sein.

Bei der Patientin müssen ein ausreichender Allgemeinzustand (WHO-Performance-Status Grad 0 oder 1) sowie ausreichende Knochenmark- und Organfunktionen vorliegen. In der Regel ist auch eine Altersbegrenzung von 50–55 Jahren vorgegeben. Die Patientin muß ausreichend aufgeklärt sein, insbesondere über die möglichen Komplikationen, und sie muß für diese aufwendige, hochtoxische Therapie motiviert sein.

Die Optimierung der Kosten (derzeit international zwischen DM 70000 und 190000) ist in den Vereinigten Staaten ebenso wie in Deutschland ein vorrangiges Problem, um diese Therapieform bei entsprechender Indikation breit anwenden zu können.

Methoden dosisintensivierter Chemotherapie mit Stammzellsupport

Periphere Stammzellen (Progenitorzellen) können auf Grund ihres Oberflächenantigens CD 34 identifiziert werden. Durch Leukapherese können sie separiert und angereichert werden (sog. „harvesting" oder „Ernten"). Sie werden dann auf Reinheit bzw. Kontamination überprüft und kryokonserviert. CD 34 + -Progenitorzellen können aus dem Ruhezustand, dem sog. „steady-state", nach Chemotherapie, nach Zytokinstimulation mit Granulozyten (G) oder Granulozyten/Makrophagen (GM-) Kolonien-stimulierenden-Faktoren (CSFs) oder nach Chemotherapie kombiniert mit CSF gewonnen werden. Letzteres wird in Heidelberg aus 3 Gründen bevorzugt: die Ausbeute an CD 34 + -Zellen ist sehr groß, der Zeitpunkt optimaler Ausbeute ist ziemlich konstant, die sog. „Induktionschemotherapie" kann bereits dosiseskaliert verabreicht werden. Offen ist jedoch nach wie vor die Frage, ob die Qualität bzw. Potenz der Progenitorzellen gleich ist. Genauso offen ist die Frage, ob eine 2fache dosisintensivierte Chemotherapie mit Stammzellsupport („double-grafting"), wie in Heidelberg praktiziert, einer einmaligen Applikation überlegen ist. Argumente für das Heidelberger Vorgehen sind: höhere Gesamtdosis, besser beherrschbare Toxizität (niedrigere therapiebedingte Sterblichkeit) bei geringgradig reduzierter Einzeldosis und (zumindest tierexperimentell gesichert) höhere Effektivität bei biologischer Heterogenität. Das unterschiedliche Vorgehen z. B. von W. P. Peters und in Heidelberg bei der adjuvanten Chemotherapie von nodal positiven (N 10 +) Hochrisikopatientinnen wird in Abb. 1 dargestellt.

In Heidelberg werden nach dem 1. und 2. Zyklus Chemotherapie bei täglicher subkutaner Applikation von Granulozyten-Kolonien-stimulierenden Faktor nach dem Nadir an 3 Tagen die Stammzellen gewonnen. Die verwendeten Substanzen entsprechen denen im Hochdosiszyklus, sind jedoch niedriger dosiert. Carboplatin wird wegen seiner in dieser Therapiephase

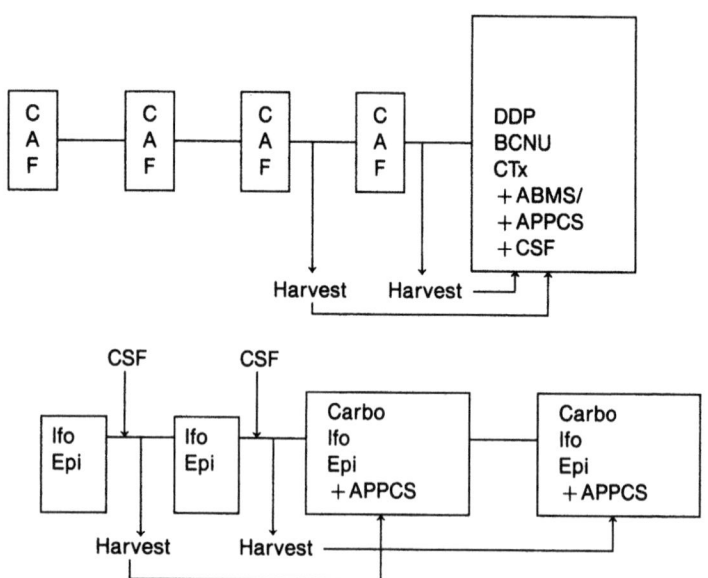

Abb. 1. Unterschiedliches Vorgehen z. B. von W. P. Peters und Heidelberg bei der adjuvanten Chemotherapie von nodal positiven (N10+) Hochrisikopatientinnen. (*C* CTX = Cyclophosphamid, *A* Adriamycin, *F* 5-Fluorouracil, *DDP* Cisplatin, *BCNU* Lomustin, *Ifo* Ifosfamid, *Epi* Epirubicin, *CSF* Colony-Stimulating-Factor, *ABMS* autologer Knochenmarksupport, *APPCS* autologer peripherer Progenitorzellsupport, *Harvest* Leukapherese).

relevanten Myelotoxizität beim Mammakarzinom weggelassen oder beim Ovarialkarzinom durch Cisplatin ersetzt. Bisherige und gegenwärtige Heidelberger Hochdosis-Therapie-Schemata sind aus Tabelle 2 zu entnehmen. Alle Patientinnen mit Mammakarzinom werden simultan mit dem GnRH-Analogon Goserelin behandelt (adjuvant: 2 Jahre).

Erste internationale Ergebnisse

Die bis 1993 publizierten Ergebnisse dosisintensivierter Chemotherapie mit autologer Knochenmark- oder peripherer

Tabelle 2. Dosisintensivierte Chemotherapie mit Stammzellsupport (3. und 4. Zyklus = 1. und 2. Hochdosiszyklus)

			bisherige	derzeitige
			Regimen	
Mamma-Ca	Carboplatin	(mg/m^2)		900
	Epirubicin	(mg/m^2)	150	150
	Ifosfamid	(mg/m^2)	15 000	12 000
Ovarial-Ca	Cisplatin	(mg/m^2)	150	
	Carboplatin	(mg/m^2)		900
	Etoposid	(mg/m^2)	1500	1500
	Ifosfamid	(mg/m^2)	15 000	12 000

Stammzelltransplantation bei gynäkologischen Malignomen, v. a. Mamma- und Ovarialkarzinomen, zeigen, wie heterogen das Vorgehen ist (Patientenselektion, Primärtherapie, Salvagetherapie, Chemotherapieschemata).

Tabelle 3 zeigt einen Überblick über den gegenwärtigen Stand beim Ovarialkarzinom. Zusammenfassend kann man von einer Ansprech- bzw. Remissionsrate auch bei fortgeschrittenen Fällen mit makroskopischem Resttumor von ca. 75% ausgehen. Leider sind die Toxizitätsdaten in vielen Studien nicht ausreichend dokumentiert.

Ernüchternd ist die Bilanz beim metastasierten Mammakarzinom. Bei 408 bis 1992 publizierten und von uns ausgewerteten Fällen war zwar eine Ansprechrate von über 70% zu verzeichnen mit klinisch kompletten Remissionen von ca. 50%. Weniger als ein Viertel der Patientinnen lebte jedoch nach ca. 18 Monaten ohne Progression. Es wird allerdings über lang anhaltende komplette Remissionen berichtet.

Erfolgversprechender sehen die Ergebnisse dosisintensivierter Chemotherapie mit autologer Knochenmark- oder peripherer Stammzelltransplantation bei Hochrisikomammakarzinomen in der adjuvanten Situation aus (Befall von 10 und mehr axillären Lymphknoten). Hier hat W. P. Peters mit 102 bis 1993

Tabelle 3. Überblick über den gegenwärtigen Stand dosisintensivierter Chemotherapie mit autologer Knochenmark- oder peripherer Stammzelltransplantation beim Ovarialkarzinom

Autor	n Pat.	n Vor-therapie	R-Situation	Regimen	Ansprechen klinisch	Ansprechen patholog.	Dauer (Mo)
Shpall	12	3	R2	CTX, Thio, DDP i.p.	PR 6/8	PR 6/8	6
Univ. Colo.	9	2	R2	CTX, Thio, DDP	CR 1/2 NED 6/7	? ?	4 (10+) 6 (2+ – 14+)
Mulder	5	1	?	CTX, MX/Mel, MX	?	CR 2/5 PR 1/5	9+ 6
Mulder	11	1	R1:8 R2:3	CTX, VP16	CR 6/11	CR 5/11	15 (43+, 75+)
Dauplat	14	1	R1:5 R2:9	Mel	?	?	43 (30–60+)
Viens	35	1	R1:9 R2:26	Mel	?	?	? (8+ – 54+)
McKenzie	17	3	R2	CTX, Carbo, MX	CR 11/17 PR 4/17	? ?	? (2+ – 20+)
Shea	8	3	R1:1	Carbo i.p., VP16 i.p. +i.v. Thio, MX	CR 4/7	?	6
			R2:7		PR 2/7	?	

Shinozuka	42	0	R1:23 R2:19	CTX, ADR, DDP (2×Transplant)	lebend 19/42	?	48+
Pierelli	4	1	R2	DDP, Carbo, VP16	?	?	?
Fields	3	?	R1:1 R2:2	Carbo, VP16, Ifo	CR 2/3	?	?
Pico	2	?	R2	Carbo, VP16, CTX	CR 2/2	?	?
Nores	1	1	R2	CTX + TBI	CR 1/1	?	19+
Postmus	2	1	R2	CTX, VP16	CR 2/2	CR 1/2	12+, 16+
Vriesendorp	2	2	R1	CTX, VP16	?	CR 1/2	10+, 10+
Panici	13	1	?	DDP, Carbo, VP16	?	CR 6/11 PR 3/11	?

CR: komplette Remission, PR: partielle Remission, NED: no evidence of disease, TBI: total body irradiation, i.p.: intraperitoneal, CTX: Cyclophosphamid, Thio: Thiotepa, Mel: Melphalan, Ifo: Ifosfamid, DDP: Cisplatin, Carbo: Carboplatin, VP16: Etoposid, MX: Mitoxantron, ADR: Adriamycin.

behandelten Patientinnen die größte, einheitlich behandelte Fallzahl aufzuweisen (s. auch Tabelle 2 bzgl. des Vorgehens). Seine Therapie bestand aus einem konventionellen adjuvanten Therapieschema (CAF × 4) und einer einmaligen Hochdosistherapie mit Cisplatin, BCNU und Cyclophosphamid mit (in den meisten Fällen) Knochenmarksupport.

85 seiner Patientinnen waren mit einer medianen Nachbeobachtungszeit von 30 Monaten auswertbar. 72% waren rezidiv- und metastasenfrei. In historischen Kollektiven waren es zum gleichen Zeitpunkt nur 52 und 38%. Diese erfreulichen Zahlen trübt jedoch eine therapiebedingte Sterblichkeit von 12%. Auf Grund des Einsatzes von BCNU war auch eine ungewöhnlich hohe pulmonale Toxizität von 31% zu verzeichnen. Zwischenergebnisse prospektiv randomisierter Studien mit diesem Schema vs konventionell CAF × 4 liegen noch nicht vor.

Erste eigene Ergebnisse

Seit Dezember 1991 wurden in Heidelberg 21 Patientinnen mit gynäkologischen Tumoren mit dosisintensivierter Chemotherapie mit Stammzellsupport behandelt (s. Tabelle 2 und 3). Es kam bislang erfreulicherweise noch zu keinem therapiebedingten Todesfall. 4 Patientinnen, die für diese Therapie geeignet waren, lehnten das Therapieangebot ab. Ein Therapieabbruch war bislang in keinem Fall zu verzeichnen.

31 Patientenanfragen bzgl. dosisintensivierter Chemotherapie mit Stammzellsupport mußten leider negativ beantwortet werden, da die Patientinnen nicht den Heidelberger Aufnahmekriterien (< 50 Jahre, keine zytostatischen Vortherapien, keine Knochenmetastasen) entsprachen.

Gegenwärtig werden alle Fälle detailliert aufgearbeitet, zum einen, um über unsere Heidelberger Erfahrungen zu berichten, zum anderen, um multizentrische, interdisziplinäre Studienprotokolle in die Wege zu leiten mit dem Ziel, mit randomisierten Studien bald beginnen zu können.

Tabelle 4. Dosisintensivierte Chemotherapie mit Stammzellsupport, erste Ergebnisse (n = 18 Patienten)

Mamma-Ca	adjuvant (N 10+)	7+/7 NED
	palliativ (Leber/Lunge)	3+/4 CR
		1+/4 PR
	inflammatorisch	1/1 PR
Ovarial-Ca	Resttumor < 2 cm klinisch	4+/4 CR
	pathologisch	3+/3 CR
Keimzelltumor	Primärtherapie R < 2 cm	1/1 NC
	Salvagetherapie	1/1 PD

Den gegenwärtigen Stand der 18 auswertbaren Patientinnen gibt Tabelle 4 wieder. Die bisherige Nachbeobachtungszeit ist noch zu kurz, um Aussagen über die Effektivität der bisherigen Regime machen zu können. Alle adjuvant behandelten Mammakarzinome sind jedoch bisher rezidiv- und metastasenfrei. 3 von 4 Patientinnen mit Leber- und/oder Lungenmetastasen bei Mammakarzinom sind in anhaltender kompletter Remission. Eine Patientin mit inflammatorischem Mammakarzinom wies zwar primär eine partielle Remission auf, rezidivierte jedoch 6 Monate später mit kontralateralem Karzinom. Besonders günstig sind die Ergebnisse beim Ovarialkarzinom: alle Patientinnen (Aufnahmekriterium: postoperativer Resttumor < 2 cm) sind in anhaltender kompletter Remission. Hier muß die Frage diskutiert werden, ob nicht eine weitere Konsolidierungstherapie in Form einer intraperitonealen Zytokintherapie oder einer ASI-Therapie sinnvoll ist. Schlecht verliefen die Therapien der Keimzelltumoren. Eine Patientin, klinisch als „no change" eingestuft, zeigte 2 Monate später bei der (verzögerten) Second-look-Operation bereits wieder eine Progression. Trotz Sekundärdebulking verstarb die Patientin 3 Monate später. Die andere Patientin, die bereits 2 Vortherapien hinter sich hatte, zeigte eine protrahierte Myelosuppression und war dann während dieser Zeit progredient. Sie lebt jedoch immer noch (18 Monate+). Erfreulicherweise war –

außer bei der Hämatotoxizität – bei den Toxizitäten kein WHO-Grad 4 zu verzeichnen. Die stationäre Verweildauer betrug durchschnittlich 3 Wochen während der Hochdosistherapie.

Ausblick

Tabelle 5 gibt den Ausblick und die Zusammenfassung wieder. Dosisintensivierte Chemotherapie mit Stammzellsupport ist weltweit in der gynäkologischen Onkologie bei potentiell durch

Tabelle 5. Zusammenfassung und Ausblick

---

1. Dosisintensivierte Chemotherapie mit Stammzellsupport ist weltweit in der gynäkologischen Onkologie bei potentiell durch Chemotherapie kurablen Tumoren ein vielversprechendes Therapiekonzept.
2. Der Einsatz dieser aufwendigen Therapie sollte v. a. beim
   – Mammakarzinom adjuvant (N 10+)
   – Ovarialkarzinom mit geringem Resttumor (R < 2 cm)
   in vs Standardtherapie randomisierten Studien erfolgen.
3. Zu evaluieren ist, welche Patientinnen mit
   – Hochrisikokeimzelltumoren
   – metastasierten Mammakarzinomen
   einen Nutzen von dieser äußerst belastenden Therapie haben.
4. Der Stellenwert dosisintensivierter Chemotherapien mit Stammzellsupport als Down-Staging-Maßnahme ist gegenwärtig noch unklar.
5. Wichtige Fragen sind noch offen:
   – Welche Rolle spielen Tumorzellkontaminationen?
   – Sind neue Reinigungsverfahren deshalb notwendig?
   – Mobilisieren Colony-Stimulating-Factors auch Tumorzellen?
6. Zu verbessern sind
   – die Indikationsstellung,
   – die tumorspezifischen Therapieregimen,
   – die Zytokintherapien,
   – die supportive Therapien,
   – die protektiven Medikationen,
   – die resistenzmodulierenden Medikationen und
   – die Logistik und Kostenstruktur.

Chemotherapie kurablen Tumoren ein vielversprechendes Therapiekonzept geworden.

Wichtig erscheint, daß bei dieser, die Patientin äußerst belastenden, personal- und kostenintensiven Therapie nicht nur die klinische Seite, der Erfolg bei der Patientin, gesehen wird, sondern auch die große Anzahl noch offener Fragen.

Vordringlich sollten 2 Probleme angegangen werden: Welche Rolle spielen Tumorzellkontaminationen und sind neue Reinigungsverfahren notwendig? Mobilisieren Colony-Stimulating-Factors auch Tumorzellen?

Darüber hinaus sollte diese Therapieform systematisch verbessert werden, auch organisatorisch, um diese Behandlung auch weiter finanzieren zu können.

Immuntherapie in der gynäkologischen Onkologie – Realität oder Fiktion?

D. WALLWIENER, H. SCHMID, S. M. MANTH* und G. Bastert
Univ.-Frauenklinik Heidelberg
* Hoffmann-La Roche AG

Vor 100 Jahren formulierte Paul Ehrlich das kühne Konzept der Elimination von Tumorzellen durch das Immunsystem.

Heute wird diskutiert, ob die Immuntherapie möglicherweise eine vierte Säule im Kampf gegen den Krebs geworden ist. Hat sie neben Chirurgie, Strahlentherapie und systemischen Behandlungen mit Zytostatika und Hormonen Erfolge aufzuweisen oder ist alles nur Fiktion?

An kaum einem anderen Konzept kann besser gezeigt werden, welch langer Atem in der Klinik notwendig ist, um geniale Hypothesen zu verifizieren oder zu widerlegen und so das onkologische Therapiespektrum zu erweitern oder zu ergänzen.

Derzeitiger Kenntnisstand

In den 50er Jahren war das Konzept von Burnet und Thomas von „self and not self" für die Tumorimmunologie faszinierend und innovativ. Greifbare Erfolge in der Therapie blieben jedoch aus. Zum einen ist eine unspezifische Immunstimulation, wie sie z. B. mit BCG oder Corynebacterium parvum in großangelegten Studien versucht wurde, heute als obsolet anzusehen. Zum anderen stecken die Möglichkeiten der spezifischen Immuntherapie trotz aller Bemühungen noch in den Anfängen.

Drei entscheidende Faktoren haben jedoch in den letzten Jahren zu wichtigen Fortschritten geführt:

1. das bessere Verständnis der molekularen Tumorgenetik, die Entdeckung der Onkogene sowie der Tumorsuppressorgene und ihrer Produkte, die tieferen Einblicke in die Tumorbiologie, in Proliferation, Differenzierung, Invasion, Angioneogenese und genetisch determinierte Chemoresistenz,
2. Köhlers geniale Hybridisierungstechnik monoklonaler Antikörper, ferner die ebenso geniale Entwicklung der Polimerasekettenreaktion (PCR) durch Kary Mullis. Beide Methoden liefern die spezifischsten biologischen Sonden, die wir kennen und wurden mit dem Nobelpreis ausgezeichnet, und
3. die rekombinante DNA-Technologie, mit der es möglich wurde, körpereigene auto-, para- und endokrine Botenstoffe, sog. Zytokine, in praktisch unbegrenzter Menge herzustellen und für die klinisch-pharmakologische Forschung und Entwicklung verfügbar zu machen.

Zytokine, Biological Response Modifiers (BRM)
und Wachstumsfaktoren

„Biological Response Modifier" sind körpereigene oder körperfremde anorganische oder organische Substanzen, die indirekt regulatorisch oder direkt in Wachstum, Differenzierung, interzelluläre Kommunikation und Zellsterben (Apoptose) eingreifen (WHO).

Als Zytokine werden körpereigene BRM bezeichnet, die als Botenstoffe zwischen körpereigenen Zellen fungieren. Sie wirken als direkte Mitogene bei der Zellproliferation, der Organogenese, in der Reparatur von Gewebedefekten und Wundheilung sowie beim Ausgleich von Zytopenien. Beispiele hierfür sind die vielen bisher bekannt gewordenen Wachstumsfaktoren (z. B. IGF, PDGF, FGF, TGF, NGF, EGF) und

Tabelle 1. Zytokine

Zytokin	Chromosomale Lokalisation	Vorkommen	Biologische Effekte	Handelsname
IL-1	2q13-21	Monozyten, Endothelzellen, Epithelzellen	Stimuliert frühe Stammzellen in Zusammenwirken mit anderen Wachstumsfaktoren. Effekte auf Neutrophile, Megakaryopoese; Synergismus mit IL-3 und M-CSF	
IL-2	4q26-28	T-Zellen	T-Zell-Wachstumsfaktor, Aktivierung von T- und NK-Zellen, B-Zell-Differenzierung und Wachstum	Proleukin
IL-3	5q23-q31	T-Lymphozyten	Multipotenter Wachstumsfaktor, Makrophagenkolonien, sowie mit Stimulation von Neutrophilen/Eosinophilen-Megakaryozyten-Kolonien Stimulation von Mastzellen und Basophilen	
IL-4	5q31	T-Lymphozyten	Stimuliert zusammen mit G-CSF Neutrophile, monozytäre Reihe; Megakaryozyten zusammen mit Erythropoietin Erythropoese; T-Zellen, B-Zellen	
IL-5	5q31	T-Lymphozyten	Wachstumsfaktor für eosinophile Kolonien und für B-Zellen	

Tabelle 1 (Fortsetzung)

Zytokin	Chromosomale Lokalisation	Vorkommen	Biologische Effekte	Handelsname
IL-6	7p15	Monozyten, T-Zellen, Fibroblasten, Epithelzellen, Keratinozyten	Wesentlicher Mediator für Entzündung. Synergistisch auf multipotente hämatopoetische Stammzellen (z B. IL-3). Neutrophile, Makrophagen, monozytäre Reihe, Eosinophile, Mastzellen, Megakaryozyten. B-Zellen, Induktion der Synthese von Akutphase-Proteinen in der Leber	
IL-7	8q12-q13	Stromazellen, Thymuszellen	Prä-B-Zellwachstumsfaktor, Wachstumsfaktor für Thymozyten	
IL-8	4q12-q21	Monozyten, Makrophagen, Fibroblasten, Hepatozyten, Keratinozyten, Alveolarmakrophagen	Aktivierung von neutrophilen Granulozyten: Chemotaxis, Exozytosis. Vermehrung des Expression der Leukozyten-Adhäsionsrezeptoren CD11b und CD18-Expression. Bildung von O2-Radikalen. Einfluß auf die Chemotaxis und Adhäsion von T-Zellen. Homologie mit PF-4	
IL-9	5q31-32	T-Zellen	Unterstützt das Wachstum von BFU-E. Wachstumsfaktor und funktionelle Aktivierung von Mastzellen	

IL-10	?	T-Zellen B-Zellen	Stark homolog mit einem „open reading frame" im Epstein-Barr-Virus; Inhibition der Synthese von Zytokinen. Mastzellwachstumsfaktor synergetisch mit IL-3 und IL-4. Wachstumsfaktor für T-Zellen
IL-11	?	Knochenmarkstroma	Unterstützt das Wachstum von Granulozyten-Makrophagen-Kolonien und von Multilineage-Kolonien und Megakaryozytenkolonien, Synergismus mit IL-3, IL-11; unterstützt zusammen mit EPO das Wachstum von Makrophagenkolonien. IL-11 unterstützt die T-Zelle-abhängige Entwicklung der immunglobulinproduzierenden B-Zellen
IL-12	?	B-Zellen	Aktiviert NK-Zellen Stimuliert zytoxische Lymphozyten-Reaktionen Induziert INF-γ-Produktion
SCF c-kit Ligand	?	Leberzellen	Multipotente myeloische und lymphatische Stammzelle, Wachstumsfaktor für Mastzellen. Synergismus mit G-CSF, GM-CSF; EPO, IL-6; Meg-CSF. IL-7, IL-3 Rezeptor: c-kit

Tabelle 1 (Fortsetzung)

Zytokin	Chromosomale Lokalisation	Vorkommen	Biologische Effekte	Handelsname
IFN-α	9p	Periphere, mononukleäre Blutzellen	Antiviral, antiproliferativ, Induktion MHC I Antigenen und Fieber	Roferon A Intron A
IFN-β	7p15-p21	Fibroblasten, Endothelien	Antiviral, antiproliferativ, Induktion MHC I Antigenen und Fieber	Fiblaferon (humanes INF-β) Betoseron (rekombinantes INF-β)
IFN-γ	12	T-Zellen, NK-Zellen	Antiviral, antiproliferativ, Induktion MHC I und II Antigenen und Fieber, B-Zell-Aktivierung und Differenzierung, T-Zell Wachstums	Polyferon
TNF-α	6p	Makrophagen, Monozyten	Induktion von Hypotension, Fieber, Katabolismus und Kachexie, Hypertriglyceridämie, Aktivierung von Granulozyten, Expression von MHC-Antigenen. Wachstumsfaktor für Fibroblasten, Thymozyten und B-Zellen	

TNF-β	6p	T-Lymphozyten	Induktion von Hypotension, Fieber, Katabolismus und Kachexie, Hypertriglyceridämie, Aktivierung von Granulozyten, Expression von MHC-Antigenen, Wachstumsfaktor für Fibroblasten, Thymozyten und B-Zellen, Induktion der hämorrhagischen Tumornekrose	
GM-CSF	5q23-q31	T-Lymphozyten, Fibroblasten, Mesothelzellen, Reihe, Makrophagen	Wachstumsfaktor für Neutrophile/Monozyten, Eosinophile, Basophile, monozytäre Makrophagen, Erythropoese, Megakaryozyten, Aktivierung von Neutrophilen. Monozyten	Leucomax
G-CSF	17q11-2-q23	Monozyten, Endothelzellen, Fibroblasten	Wachstumsfaktor für Neutrophilenkolonien, Aktivierung von Neutrophilenfunktionen	Neupogen
M-CSF	5q33.1	Monozyten, Fibroblasten, Endothelzellen	Wachstumsfaktor für Makrophagenkolonien, Aktivierung von Makrophagen	
EPO		Erythropoetin	Wachstumsfaktor für die Erythropoese	Erypo Recormon

hämatopoetischen Wachstumsfaktoren (EPO, G-CSF, GM-CSF, M-CSF, IL-3). Bei einer Reihe anderer Zytokine steht die modulatorische Wirkung auf die unterschiedlichsten Zellfunktionen im Zusammenhang der Homöostase und der Immunabwehr im Vordergrund (Interleukine und Interferone). Sie wirken teils synergistisch, teils antagonistisch, und haben in der Regel pleiotrope und häufig redundante Wirkungen. Ihre Produktion durch verschiedene Zellen wird in der Regel im Sinne eines „switch-on" der Genexpression induziert durch Toxine, Fremdorganismen, Virusprodukte oder durch Zytokine selbst. Letzteres ergibt ein hochkomplexes und heute erst in Ansätzen entschlüsseltes Zytokin-Netzwerk (s. auch Tab. 1). Zytokine können auto-, para- und endokrin wirken. In Abb. 1 ist das sog. Netzwerk der Zytokine dargestellt. Chemisch handelt es sich um (Glyko-)Proteine mit einem Molekulargewicht zwischen 5000 und 50000 D. Meist ist bereits ihre genetisch chromosomale Lokalisation bekannt, z. B. ist bei M-CSF (Makrophagen-Colony stimulierender Faktor) das Chromosom 5q33.1, und in manchen Fällen bereits auch die genetisch chromosomale Lokalisation des Rezeptors, z. B. beim M-CSF das Chromosom 5q33.2-3, oder beim Stammzellfaktor (SCF) das c-kit. Dies hat zu einer relativ problemlosen gentechnologischen Produktion geführt, so daß heute bereits eine Reihe von 6 Zytokinen in Form von Medikamenten zum breiten klinischen Einsatz zur Verfügung stehen (s. auch Tab. 1).

Die sog. hämatopoetischen Wachstumsfaktoren, wie G-CSF (Granulozyten-Kolonie-stimulierender Faktor), GM-CSF (Granulozyten-Makrophagen-Kolonie-stimulierender Faktor), M-CSF (Makrophagen-Kolonie-stimulierender Faktor) und EPO (Erythropoetin) sind derzeit die in der Klinik am häufigsten eingesetzten Zytokine. Sie decken jedoch nicht die Stimulation der Thrombozytopoese ab. Dies ist vor allem durch den Einsatz von Interleukin (IL-)11 zu erwarten oder durch Zytokinkombinationen mit IL-3. Gegenwärtig sind 16 Interleukine bekannt. Die wichtigsten und bislang am besten definierten sind in Tabelle 1 mit der chromosomalen Lokalisation des codierenden Gens, den produzierenden Zellen, ihren biologischen Effekten und ihrem Handelsnamen aufgeführt. Nicht erwähnt sind wichtige In-vitro-Effekte, z. B. die Stimulation von Melanomzellen durch IL-8.

Besondere Bedeutung in der gynäkologischen Onkologie hat der transformierende Wachstumsfaktor β (TGF-β). Die Wirksamkeit von Tamoxifen bei rezeptornegativen Mammakarzinomen und bei langsam wachsenden Weichteilsarkomen wird durch die Freisetzung bzw. Induktion von TGF-β erklärt.

Ein kombiniertes In-vitro-in-vivo-Vorgehen stellen die LAK-Zell- und TIL-Zell-Therapien dar, deren Ergebnisse jedoch in letzter Zeit mit großer Skepsis betrachtet werden. Bei der LAK-(lymphokin-aktivierte-Killer-)Zelltherapie werden dem Patienten autologe Lymphozyten mittels Zytapherese entnommen, in vitro mit Interleukin 2 aktiviert und dann reinfundiert. Das Vorgehen bei der TIL-(„Tumor-infiltrating-lymphocytes")-Zelltherapie ist analog. Hier werden jedoch aus Tumorgewebe ex vivo gewonnene Lymphozyten mit IL-2 zur in-vitro-Proliferation gebracht und in ihrer immunologischen Funktion stimuliert.

Neue Forschungsergebnisse

Die neuesten Forschungsergebnisse beim Einsatz der BRM lassen sich schwerpunktmäßig für den gynäkologischen Einsatz skizzieren, wie aus der folgenden Zusammenstellung ersichtlich ist.

1. Aktiv-spezifische Immuntherapie bei gynäkologischen Malignomen.
2. Einsatz hämatopoetischer Wachstumsfaktoren (G-CSF, GM-CSF) nach Chemo-/Strahlentherapie.
3. Einsatz hämatopoetischer Wachstumsfaktoren bei epithelialen Ovarialkarzinomen.
4. Koloniestimulierende Faktoren in Verbindung mit Stammzellsupport im Rahmen der dosiseskalierten Chemotherapie.

5. Neue immuntherapeutische Ansätze bei Ovarialkarzinomen.
6. In-vitro-Testung von Zytokinen bei Ovarialkarzinomen.
7. Intraperitonealer Zytokineinsatz nach laparoskopischer Remissionsbeurteilung und simultaner intraperitonealer Portimplantation bei Ovarialkarzinomen.
8. Zytokine bei malignen Ergüssen.
9. Zytokine bei Mammakarzinomen.
10. Kombinationstherapien (Chemotherapie, Interferone, Retinoide) bei Zervixkarzinomen.

Hinsichtlich der *aktiv-spezifischen Immuntherapie* (ASI) wird z. Z. versucht, einerseits mit modifizierten Tumorzellen spezifisch das Immunsystem von Patientinnen mit gynäkologischen Tumoren zu beeinflussen, andererseits als Synthese dieses Ansatzes die Effekte durch den gezielten Einsatz von Zytokinen zu verstärken und niedrig dosierte Zytostatika dabei als Immunmodulatoren einzusetzen (Ahlert). Hierbei konnten multizentrisch erste ermutigende Ergebnisse erarbeitet werden. Es muß aber auch auf das generelle Problem einer Immuntherapie im fortgeschrittenen Tumorstadium, in dem Tumorlast und ein in seiner Potenz limitiertes Immunsystem Therapieerwartungen dämpfen, hingewiesen werden (Ahlert).

Am Beispiel des *Einsatzes hämatopoetischer Wachstumsfaktoren* kann gezeigt werden, daß noch vor kurzem spekulative Forschungsansätze mittlerweile in der klinischen Routine etabliert werden konnten, so die klinische Anwendung von hämatopoetischen Wachstumsfaktoren bei Chemo- und Strahlentherapie (Ganser). Hierbei geht es nicht nur darum, die myelotoxischen Wirkungen der Standardchemotherapie durch Granulozyten- oder Granulozyten-Makrophagen-Kolonie-stimulierende Faktoren abzumildern. Es sind auch die Möglichkeiten der Optimierung von Knochenmark- und peripheren Stammzelltransplantationen gegeben.

Wichtig erscheint hierbei, daß künftig immer vordringlicher intelligentere Zytostatikakombinationen für eine Hochdosischemotherapie gefordert werden müssen (Ganser).

Das zentrale Problem der Chemotherapie beim Ovarialkarzinom ist, daß trotz kompletter Remission aufgrund primärer und sekundärer Chemoresistenz bei fortgeschrittenen Stadien nach wie vor nur eine 5-Jahres-Heilung von 15–20% zu erreichen ist (Meerpohl).

Konsequent leiten sich daraus neue Behandlungsstrategien ab:

Zum einen die Einhaltung der geplanten Dosisintensität bei Standardchemotherapie durch den Einsatz von G-CSF oder GM-CSF, wobei kritisch auf den womöglich nur marginalen Effekt bezüglich des Gesamtüberlebens hinzuweisen ist, zum anderen die Eskalation der Dosisintensität durch den Einsatz von hämatopoetischen Wachstumsfaktoren mit oder ohne Stammzellsupport.

Die innovativen Therapieansätze der aktuellen GOCA-Studien entstehen in einer Steigerung der Dosisintensität einer Carboplatin-Therapie durch den Einsatz von G- und GM-CSF, wobei jedoch die Thrombozytopenie der derzeit limitierende Faktor ist (Meerpohl).

Grundlegende Erkenntnisse hinsichtlich des tumorbiologischen Verständnisses ergeben sich aus den Untersuchungen von Bauknecht durch den Nachweis von auch in Tumorzellen vorhandenen *Zytokinsignalketten*.

Weitere zukunftsweisende Ergebnisse stellen die erfolgreichen Versuche zur *Immuntherapie mit antikörperarmierten Lymphozyten*, sogar nach Chemotherapieversagen, dar (Bauknecht).

Wenn auch der *Tumornekrosefaktor* als systemisches Therapeutikum enttäuscht hat (Kaufmann), so ist sein Stellenwert als lokales, palliatives Therapeutikum bei malignen Ergüssen im Vergleich zum systemischen Nutzen wesentlich höher anzusiedeln.

Hinsichtlich der *Chemo-Zytokin-Kombinationstherapien*, gerade bei *Mammakarzinom*, sind positive zukünftige Entwicklungen zu erwarten (Grischke).

Eine klinisch relevante Entwicklung ist der Einsatz *koloniestimulierender Faktoren* im Rahmen *präoperativer Chemotherapien*. Hier kann analysiert werden, inwieweit bei Fällen, in denen Patientinnen und Arzt unter dem Zeitdruck fristgerechter Operationen stehen, eine Steigerung der Dosisintensität den Einsatz von hämatopoetischen Wachstumsfaktoren erfordert (Grischke).

Holdener konnte aktuell zeigen, daß der *Kombinationseffekt* im Rahmen des fundamentalen tumorbiologischen Geschehens entscheidend ist für die Beeinflussung von Proliferation und die Differenzierung von Tumorzellen sowie schließlich für ihr Absterben. Insbesondere scheint dies auch für die systemischen Therapiemöglichkeiten des Zervixkarzinoms zu gelten. *Chemotherapie* ist die klassische Therapiemöglichkeit. Jedoch bieten *Interferone* in Kombination mit *Retinoiden* bei diesen Plattenepithelkarzinomen neue, überraschend erfolgreiche Therapieansätze.

Gerade im Rahmen der Therapie gynäkologischer Tumoren kann klar herausgestellt werden (Schmid), daß *hämatopoetische Wachstumsfaktoren* das elegante und auch tumorzellkontaminationsfreie Verfahren der *peripheren Stammzelltransplantation* erst ermöglicht haben. Analog zur Therapie bei Hämoblastosen wird dieses Verfahren bei Tumoren wie dem *Mammakarzinom* und dem *Ovarialkarzinom* vor allem bei geringer Tumormasse erfolgversprechend eingesetzt. Dabei wird von eigenen Erfahrungen mit dem innovativen Ansatz berichtet, bei diesen soliden Tumoren eine doppelte Transplantation durchzuführen und nicht die konventionellen, vor allem bei Lymphomen etablierten Regime einzusetzen, sondern die bei Mamma- und Ovarialkarzinomen wirksamsten Substanzen in *Dosiseskalation.*

Vor dem Hintergrund neuer operationstechnischer Verfahren, wie der Ausweitung der endoskopischen Möglichkeiten, beispielsweise im Rahmen der *Second-look-Laparoskopie bei Ovarialkarzinomen*, ergeben sich auch hinsichtlich der Zytokintherapie weitere klinisch relevante Ansätze.

So kann die Wertigkeit einer laparoskopischen Remissionsbeurteilung mit simultaner intraperitonealer Portimplantation klar herausgearbeitet werden. Zum anderen scheint auch der differenzierte *intraperitoneale Einsatz von Zytokinen*, auch in Kombination mit Zytostatika, als *Konsolidierungstherapie beim Ovarialkarzinom* erfolgreich zu sein. Richtungsweisend erscheint dabei der Ansatz, daß die laparoskopische Diagnostik nicht nur zum Nachweis der Tumorfreiheit dienen soll, sondern auch bei Tumorpersistenz zur Erhebung therapierelevanter Prognosefaktoren, vor allem unter dem Gesichtspunkt, wie sich die Tumorbiologie im Rahmen der Primärtherapie verändert hat.

Zusammenfassende Wertung

Die Möglichkeit, Zytokine in der Tumortherapie einzusetzen, hat zu einer völlig neuen Situation geführt. Die klassische Forschung hat Substanzen gesucht, die bei einem speziellen Krankheitsbild einsetzbar sind, z. B. nach neuen Antibiotika bei resistenten Erregern. Jetzt stehen uns mit den Zytokinen, wie den Interferonen, dem Tumornekrosefaktor, den Erythrozyten-, Granulozyten- und Makrophagen-Kolonie-stimulierenden Faktoren und den Interleukinen, Substanzen zur Verfügung, die zwar körpereigen sind, jedoch in therapeutischen Dosen eingesetzt werden. Es ist derzeit nicht bekannt, was diese exogenen Zytokinapplikationen im Netzwerk der Zytokine bewirken bzw. bewirken können.

Wenn eines der Probleme, die dem Krebswachstum zugrundeliegen, der Zusammenbruch der Kommunikation zwischen den Zellen ist, könnten exogen zugeführte Zytokine dazu beitragen, das verworrene Netzwerk der Zell-zu-Zell-Kommunikation wieder zu reorganisieren (Hofstetter).

Die prinzipielle Frage beim Einsatz von Zytokinen ist jedoch: Wie, wann und wo bildet sie unser Körper?

„Die Überschwemmung eines ganzen Organismus mit vergleichsweise riesigen Mengen eines einzelnen Zytokins, das am Ort der erwarteten Wirkung aber dennoch vermutlich in viel zu kleiner Konzentration erscheint, ist sicher vom Ideal weit entfernt" (Lindemann 1992).

Darüber hinaus stellt sich die Frage nach sinnvollen Kombinationen von Zytokinen. Für einen vergleichenden Einsatz von mehreren Dosierungen braucht man eine 2stellige Zahl von Studien. Unter diesem Gesichtspunkt sollte nicht der gleiche Fehler gemacht werden wie bei der Entwicklung von Polychemotherapieschemata. Nur valide Daten von Zytokinmonotherapien ermöglichen die Planung sinnvoller Kombinationstherapien (v. Wussow).

Wie ein roter Faden zieht sich durch alle Forschungsbereiche der Optimismus der erfolgreichen Immuntherapien und die sachliche Diskussion der Behandlungsnebenwirkungen.

Deshalb kann als Fazit gelten, daß Immuntherapie in der gynäkologischen Onkologie eine Realität ist und sich neben und in Kombination mit den bewährten Therapieformen etabliert hat.

Vor allem durch den Einsatz der Zytokine, die jedes Jahr durch immer neue, gentechnologisch hergestellte Produkte ergänzt werden, gewinnt die Immuntherapie im klinischen Alltag stetig an Bedeutung.

Alle Kommentare zeigen, wie notwendig einerseits sorgfältige, kritische klinische Prüfungen sind, um den Stellenwert einzelner Therapeutika zu bestimmen, und wie wichtig andererseits auch in der Klinik tumorbiologische Forschung ist, um Immuntherapie sinnvoll praktizieren zu können.

Literatur

Hofstetter A, Staehler G, Kriegmair M, Schuth J (1990) Zytokine in der Urologischen Onkologie. Zuckschwerdt Verlag, München Bern Wien

Wussow von P (1990) Interferontherapie bei ausgewählten soliden Tumoren. In: Niederle N, Wussow von P Interferone. Präklinische und klinische Befunde. Springer-Verlag, Berlin Heidelberg New York, S 234–268

Sachverzeichnis

aktiv-spezifische Immuntherapie, gynäkologische Malignome 1 ff.
Alkylanzkombinationen 96
Angiogenese, Zervixkarzinom 84
Antisuppressiva 3
Ascites 53–56, 58, 59, 62

BCG 107
BCNU, Cisplatin und Cyclophosphamid, Kombinationstherapie 102
„Biological Response Modifier" (BRM) 108
Bleomycin, Zervixkarzinom 79

c-kit, Stammzellfaktor (SCF) 114
Carboplatin 40, 44, 96, 97
– Zervixkarzinom 77
CD34+-Zellen 96, 97
Chemotherapie
– Chemo-Zytokin-Kombinationstherapie 117
– dosiseskalierte primäre 72
– – Terminierung des Operationszeitpunktes 72
– dosisintensivierte 71
– – mit Stammzellsupport 93 ff.
– Heidelberger-Hochdosis-Therapie-Schemata 98
– hochdosierte Kombinationschemotherapien 68
– Induktionschemotherapie 97
– Kostenoptimierung 96
– low-dose 7
– Mammakarzinom (s. auch dort) 94

– Nephrotoxizität 96
– Ovarialkarzinom 94, 116
– primäre (neoadjuvante) 68
– Resistenz / Chemoresistenz 40
– Tumormeßparameter 68
– Zervixkarzinom 76
CIN (zervikale intraepitheliale Neoplasie), Zervixkarzinom 82
13-cis-Retinsäure, Zervixkarzinom 85
Cisplatin 38 ff.
– und BCNU und Cyclophosphamid, Kombinationstherapie 102
– Dosisintensität 40
– Kombinationen 39
– Ovarialkarzinom 94
– Zervixkarzinom 76, 77, 79
– – Kombinationschemotherapie 77, 79, 82
– – Monotherapie 77
Corynebacterium parvum 107
CSF (Colonystimulierende Faktoren)
– G-CSF (granulozytenkoloniestimulierender Faktor) 19 ff., 23, 27, 63, 69, 70, 97, 114
– GM-CSF (Granulozyten-Makrophagen-CSF) 19 ff., 25–27, 97, 114
– Knochenmarktransplantation 27, 28
– M-CSF (Makrophagen-CSF) 21, 97, 114
– Nebenwirkungen 29
– Strahlentherapie 28
Cyclophosphamid 69, 96
– und Cisplatin und BCNU, Kombinationstherapie 102

Dosiseskalation 40
Dosisintensität, GOG-Studie 38
Doxorubicin, Zervixkarzinom 76
– Kombinationstherapie 82
Dreierkombination 68
– Epirubicinvortherapie 68
– viszerale Metastasierung 68
– Weichteilmetastasierung 68
Dysgerminom, dosisintensivierte Chemotherapie mit Stammzellsupport 93

embryonale Tumoren, dosisintensivierte Chemotherapie mit Stammzellsupport 93
Epirubicin
– dosiseskalierte 69
– Epirubicin-Cyclophosphamid-(EC)-Chemotherapie, dosisintensivierte 70
– Epirubicinvortherapie, Dreierkombination 68
– und IFN-α, Kombination 64, 65
– Kombinationspartner 67
– immunstimulierende Funktion 67
– Verträglichkeit 67
Erythropoetin (EPO) 21, 114

FIGO-Analyse, Ovarialkarzinom 41
Fludarabinphosphat, Zervixkarzinom 76
5-Fluorouracil (5-FU), Zervixkarzinom 79
– IFNa-2a 5-FU und Cisplatin, Kombination 82
Fluoro-uracil, Zervixkarzinom 76

G-CSF (granulozytenkoloniestimulierender Faktor) 19 ff., 23, 27, 114
– Chemotherapie 23
– Knochenmarktransplantation 27
– Mammakarzinom 63
– Prophylaxe 69–71
– – Abbruchrate 71
– – Antitumoreffekte 73
– – Therapiedauer 73
GM-CSF (Granulozyten-Makrophagen-CSF) 19 ff., 25–27, 114
–,,first-dose-reaction" 30
– Knochenmarktransplantation 27, 28

GOCA-Studien 117
GOG-Studie, Dosisintensität 38

hämatopoetische Wachstumsfaktoren 37 ff., 116
Hämatotoxizität 104
hämopoetische
– Stammzellen 19
– Wachstumsfaktoren (s. auch dort) 19 ff.
Heidelberger-Hochdosis-Therapie-Schemata 98
Homöostase 108
HPV (humane Papillomviurs) 84
Hydroxyharnstoff, Zervixkarzinom 79
– Radiotherapie 79
Hydroxyurea 79

IFN (Interferon)
– und Doxorubicin, Kombination 82
– und Epirubicin, Kombination 64, 65
– und Retinoide, Kombination 118
– IFN-α 2
– – Mammakarzinom 63, 64
– – Zervixkarzinom 82
– IFN-α-2a, 5-FU und Cisplatin, Kombination 82
Ifosfamid 96
– Zervixkarzinom 79
Immunmonitoring 14
Immunstimulation 107
Immunsuppression 2
Immunsystem, Aktivierung 1
Immuntherapie
– aktiv-spezifische, gynäkologische Malignome 1 ff.
– mit antikörperarmierten Lymphozyten 117
– derzeitiger Kenntnisstand 107
Induktionschemotherapie 97
Interferon (s. IFN) 53, 59–61
IFN-α (s. IFN)
Interleukin (IL)
– IL-2 2
– IL-3 21, 31, 114
– IL-6 31
– IL-8 114
– IL-11 31, 114

Iproplatin, Zervixkarzinom 77
Isotretinoin
– und rIFN-α-2a Kombination 85
– Zervixkarzinom 85

Keimzelltumoren, gemischte, dosisintensivierte Chemotherapie mit Stammzellsupport 93
Knochenmarktransplantation, CSFs 27, 28
Kombinationen/Kombinationstherapie
– Alkylanzkombinationen 96
– Antisuppressiva und Ultra-low-dose-Zytokinen 6
– Chemo-Zytokin-Kombinationstherapie 117
– Dreierkombination (s. auch dort) 68
 – Epirubicin und IFN-α 64, 65
– Epirubicin-Cyclophosphamid-(EC)-Chemotherapie, dosisintensivierte 70
– IFN und Retinoide, Kombination 118
– IFN-α-2a 5-FU und Cisplatin, Kombination 82
– klinisches Ansprechen 65
– – komplette oder partielle Remission 65
– Kombinationschemotherapien, hochdosierte 68, 77, 102
– Zervixkarzinom 77
– zytotoxische Vortherapie 64
Kostenoptimierung, Chemotherapie 96

LAK (lymphokin-aktivierte Killer)-Zell-Therapie 114
Leukämien, dosisintensivierte Chemotherapie mit Stammzellsupport 93
Lymphome, dosisintensivierte Chemotherapie mit Stammzellsupport 93
Lymphozyten, antikörperarmierte, Immuntherapie 117

M-CSF (Makrophagen-CSF) 21, 114
Malignome, gynäkologische, aktiv-spezifische Immuntherapie 1 ff.
Mammakarzinom 3, 53, 54, 56, 57
– dosisintensivierte Chemotherapie mit Stammzellsupport 99

– G-CSF 63
– kalkulierte Prophylaxe 63
– Kombinationschemotherapie 102, 117
– IFN-α 63
– metastasierendes 63
– primäres 3
– rezeptornegative 114
– TNF-α 63
– Zytokine 63 ff.
Metastasierung
– Mammakarzinom 63
– viszerale Metastasierung, Dreierkombination 68
– Weichteilmetastasierung, Dreierkombination 68
– Zervixkarzinom 76
Methotrexat, Zervixkarzinom 76
Mitomycin C, Zervixkarzinom 76, 79
Mitoxantron 96

Nebenwirkungen, Zytokine (s. auch dort) 67
Nephrotoxizität, Chemotherapie 96
Neutropenie 22
,,Newcastle Disease Virus" (Stamm Ulster) 4

Ovarialkarzinom 37 ff., 53, 59–61
– Chemotherapie 116
– dosisintensivierte Chemotherapie mit Stammzellsupport 94
– FIGO-Analyse 41
– medikamentöse Therapie 37 ff.
– – Chemoresistenz 40
– – Dosiseskalation 40
– – Kombinationen 42
– – Zytokine 118
– – Zytostatika 43
– Standardtherapie 41

Papillomvirus, humanes (HPV) 84
Plattenepithelkarzinome, dosisintensivierte Chemotherapie mit Stammzellsupport 94
Progenitorzellen (periphere Stammzellen) 97

Radiotherapie, Zervixkarzinom 76, 79
Retinoide
- und Interferone, Kombination 118
- Zervixkarzinom 84

Sinustumoren, endodermale, dosisintensivierte Chemotherapie mit Stammzellsupport 93
Stammzellfaktor (SCF) 21, 108, 114
- c-kit 114
- Kombination 32
Stammzellsupport, dosisintensivierte Chemotherapie 93 ff.
Stammzelltransplantation, autologe periphere 93
Standardtherapie, Ovarialkarzinom 41 ff.
Strahlentherapie, CSFs 28, 29
Suppressormechanismen, tumorinduzierte 11

Teratome, unreife, dosisintensivierte Chemotherapie mit Stammzellsupport 93
TGF (transformierender Wachstumsfaktor)
- TGF-β 114
Thrombopenie 45
Thrombozytopoese, Stimulation 114
TIL („Tumor-Infiltrating Lymphocytic")-Zell-Therapie 114
TNF (Tumornekrosefaktor) 53-62, 117
- intraperitoneale Therapie 53-56, 58-61
- intrapleurale Therapie 53, 56, 57
- Kombinationstherapie 58-62
- Nebenwirkungen 55, 56, 58, 59, 62
- TNF-α 53, 56
-- Mammakarzinom 63
Toxizität 66
- Hämatotoxizität 104
Tumormeßparameter, Chemotherapie 68
Tumornekrosefaktor (s. TNF)
Tumorzellen, autologe, virusmodifizierte 11
Tumorzellvakine 3

- autologe, Präparation 4
- Immuntherapiekontrolle 5
- Kombination mit Antisuppressiva und Ultra-low-dose-Zytokinen 6

Uterussarkom, dosisintensivierte Chemotherapie mit Stammzellsupport 94

Vakzine
- hochaufgereinigte 14
- nichtaufgereinigte 14
- Tumorzellvakine (s. auch dort) 3-5
Vinblastin, Zervixkarzinom 76
Vitamin A, Zervixkarzinom 84

Wachstumsfaktoren, hämopoetische / hämatopoetische 19 ff., 37 ff., 116
- G-CSF (s. dort)
- GM-CSF (s. dort)
- medikamentöse Therapie des Ovarialkarzinoms 37 ff.
- Ovarialkarzinom 37 ff.
- TGF-β 114

Zervixkarzinom 75 ff.
- Angiogenese 84, 85
- Chemotherapie 76
- 13-cis-Retinsäure 85
- HPV 84, 85
- Hydroxyharnstoff 79
- Interferon (s. auch IFN) 84, 85
- invasive 75
- Kombinationschemotherapie 77, 79, 82
-- Chemo- und Radio-Kombinationstherapie 79
- metastasierende 76
- Monotherapie 77, 82
- Radiotherapie 76, 79
- Retinoide 84
- Vitamin A 84
Zytokine in der Tumortherapie 3, 20, 114, 116, 119
- Chemo-Zytokin-Kombinationstherapie 117
- maligne Ergüsse 53 ff.
- Mammakarzinom 63 ff.
- Nebenwirkungen 67

– – Fieber 67
– – Krankheitsgefühl 67
– – Schüttelfrost 67
– Ovarialkarzinom 118
– Ultra-low-dose-Zytokine und Antisuppressiva, Kombination 6

– Zytokinsignalketten 117
– Zytokinstimulation mit Granulozyten 97
Zytostatika
– Kombinationen 116
– Ovarialkarzinom 43

Springer-Verlag und Umwelt

Als internationaler wissenschaftlicher Verlag sind wir uns unserer besonderen Verpflichtung der Umwelt gegenüber bewußt und beziehen umweltorientierte Grundsätze in Unternehmensentscheidungen mit ein.

Von unseren Geschäftspartnern (Druckereien, Papierfabriken, Verpackungsherstellern usw.) verlangen wir, daß sie sowohl beim Herstellungsprozeß selbst als auch beim Einsatz der zur Verwendung kommenden Materialien ökologische Gesichtspunkte berücksichtigen.

Das für dieses Buch verwendete Papier ist aus chlorfrei bzw. chlorarm hergestelltem Zellstoff gefertigt und im pH-Wert neutral.

MIX
Papier aus verantwortungsvollen Quellen
Paper from responsible sources
FSC® C105338

If you have any concerns about our products,
you can contact us on
ProductSafety@springernature.com

In case Publisher is established outside the EU,
the EU authorized representative is:
**Springer Nature Customer Service Center GmbH
Europaplatz 3, 69115 Heidelberg, Germany**

Printed by Libri Plureos GmbH
in Hamburg, Germany